1日1分!

つらいひざの痛みをやわらげる筋肉はがし

著 福辻鋭記
Fukutsuji Toshiki
監修 市橋研一
Ichihashi Kenichi

PHP

監修のことば

つらいひざの痛みに悩んでおられる方はとても多く、整形外科で受診して、ひざ関節へのヒアルロン酸注射療法を繰り返すうちに悪化し、人工関節手術に至るケースが多いのが実情です。日常生活での予防法、また、進行しても手術には至らないようにするための、誰でも簡単にできるセルフケア法の普及が、いま望まれています。

本書は、ひざの痛みに関連する筋肉や筋膜《きんまく》にアプローチする「筋肉はがし」で血流やリンパ流を活性化するとともに、「筋肉リセット」で体のバランスを整え、無理のない、心地よい体の動きを回復するための方法を、わかりやすく解説しています。

現代を生きる私たちの生活にはストレス要因が数多く存在するため、交感神経がとかく優位になりがちです。本書の方法で「心と体の心地よい調和」を感じる時間を1日のうちに少しでも持ち、さらに「食養」に気をつけていただければ、ひざの痛みはきっと改善していくはずです。

市橋クリニック院長　市橋研一

はじめに

近年、「人生100年時代」というフレーズが耳に馴染んできましたが、そう聞いて、少し複雑な気持ちになる方も多いのではないでしょうか？
というのも、その100年がずっと健康であればよいのですが、ケガや病気が絶えなかったり、いわゆる「寝たきり」の期間が長くなったりするようであれば、そんな100年は、誰だってうれしくありませんよね。

多くの方々が、自分の足で歩いて、自分の意思をきちんと形にできる暮らしを続けたいと願っています。たとえば、のどが渇いたので冷蔵庫から水を取り出すといった動作も、足やひざが痛くてはなかなか億劫《おっくう》です。トイレに行くのだって面倒に感じることでしょう。ましてや外出に至っては、行きたいという気持ちはあっても、足やひざが痛くてあきらめることがあるかもしれません。そうなると、いよいよ運動不足に拍車がかかって気持ちも落ち込み、生きる気力すら衰えるかもしれません。

もうひとつ、年《とし》を重ねるにつれて心配になるのが、「転倒」です。ちょっとした小さな段差でも、つまずきがちになります。目が見えにくくなって、段差に気がつかなかったということもあるとは思います。しかし、転倒の多くは「足がしっかり上がっていなかった」ことによるつまずきが、原因のほとんどであると言われています。足が自分の感覚より上がっていないのは、筋肉の衰えが大きな原因です。また、運動不足による筋肉や関節の硬直もあるでしょう。

みなさんも、一度座ったらずっと座りっぱなし、ということはありませんか？　仕事でそれを余儀なくされる方もいらっしゃるでしょう。また、家事と食事以外は、ずっとテレビの前で過ごしているという生活スタイルの方もいらっしゃるでしょう。同じ体勢を長時間続けていて、しかもそれが毎日のこととなると、筋肉や骨格は凝り固まってしまいます。そうなると、筋肉の線維《せんい》や筋膜《きんまく》も縒《よじ》れたままになります。すると、血液が部分的に滞りがちになり、やがてそれが、さまざまな痛みとなって現れます。

運動不足を解消することが大切なのはわかっているけれど、痛くて歩くのがイヤだという方は、痛みをやわらげることを、まず考えましょう。痛みをやわらげ、やわらいだ状態を続けていくことが目標です。

本書は、足の痛みの中でも特に多く見られる「ひざの痛み」とその解消法について解説しています。まずは「ひざの痛み」をやわらげること。そして、痛みのやわらいだ状態を続けていけること、この2つの目標の実現を目指しています。

「ひざの痛み」をやわらげる動作として、本書では2つのものを紹介しています。ひとつは「筋肉はがし」。そしてもうひとつは、毎日の疲労や硬直を解き放つ「筋肉リセット」です。「筋肉はがし」はPART3で、「筋肉リセット」はPART4で解説しています。

本書でいちばんお伝えしたいのは、「痛みを感じているところ」と、「痛みの原因となっているところ」は別であることが多いということです。「痛い」と感じているところを、いくらもんだりさすったりしても、痛みがやわらがない経験が、みなさんにもあるのではないでしょうか？　この事実をふまえ、「筋肉はがし」と「筋肉リセット」の方法を解説しています。

どれも簡単な動作ですので、気軽に取り組めるはずです。ただし、1週間に1回、思い出したように行なうのではなく、1日に1分程度、少しずつでいいので、毎日続けるよう心がけてみてください。

「毎日?!」と不安になる方もいらっしゃるかもしれませんが、ご安心ください。テレビを見ながら、家族とおしゃべりしながらといった、「ながら」でできる動作ばかりです。「筋肉はがし」と「筋肉リセット」に危険なものはありませんが、それでも安全の確保には充分に気をつけて、楽しく続けていただければ幸いです。

みなさんの「ひざの痛み」がやわらぎ、体調も改善されることで、明るい気持ちで毎日を過ごしていただけますよう、切に願っております。

アスカ鍼灸治療院院長　福辻鋭記《ふくつじとしき》

つらいひざの痛みをやわらげる 1日1分! 筋肉はがし 目次

PART 2

「ひざの痛み」にアプローチ

PART 3

ひざの痛みをやわらげる「筋肉はがし」

PART 4
体を整える「筋肉リセット」

PART 5

ひざの痛みをやわらげる生活習慣

[参考文献]

『痛みが楽になるトリガーポイント ストレッチ&マッサージ』伊藤和憲（緑書房）、『症状から治療点がすぐわかる！トリガーポイントマップ』伊藤和憲（医道の日本社）、『運動・からだ図解 症状から治療点をさぐる トリガーポイント』齋藤昭彦・監修（マイナビ出版）、『世界一やさしいトリガーポイントの探し方・押し方』大谷素明（エクスナレッジ）、『姿勢がよくなる！若がえる！ずっと自分の足で歩ける！筋膜リリース健康長寿編』竹井 仁（自由国民社）、『予約がとれない“痛みの名医”が教える3ステップ即効！福辻式 自分でできる体の痛みとり』福辻鋭記・監修（笠倉出版社）、『頑張らなくても膝痛を自分で治せる方法』福辻鋭記（ガイドワークス）

＊本書で紹介している「筋肉はがし」「筋肉リセット」は、ひざの痛みとその因子を必ずしも根治するものではありません。効果には個人差があります。体に異常を感じたときは、すみやかに中止してください。具体的な症状や治療については、かかりつけの医師にご相談ください。

装幀◉小口翔平＋三沢 稜（tobufune）
本文イラスト◉杉山美奈子
撮影◉神保周平（七彩工房）
ヘアメイク◉山内喜美子（MIX）
スタイリング◉岡本佳織（七彩工房）
モデル◉ETSUKO（スタジアムプロモーション）
衣装協力◉ワコール　https://www.wacoal.jp/
本文組版◉朝日メディアインターナショナル
編集協力◉大前真由美

PART 1

「ひざの痛み」の正体

「ひざの痛み」の原因はさまざま

ひざが痛くて、つらい思いをしている方はたくさんいらっしゃいます。

外傷（ケガ）や変形性ひざ関節症による痛みの場合は、整形外科などの医療機関で受診することが必要です。

また、血栓症などの循環器系の障害による痛みも、医師の診断に従って早急に処置する必要があります。

本書では、整形外科や循環器科などで受診しても、明確な原因の特定に至らなかったにもかかわらず「まだ痛い」という症状に対して、その原因の一端を探り、対処方法などを紹介していきたいと思います。

では、どうしてひざは痛くなるのでしょうか？　次ページ以降で、ひざの痛みの原因をいくつか紹介します。みなさんに当てはまるものは、あるでしょうか？

1 運動不足や加齢で筋肉量が減少

「ひざの痛み」には、筋肉量の減少が密接に関係しています。では、どうして筋肉量は減少してしまうのでしょうか？　それは、運動不足や加齢が原因と言われています。「活動性肥大」という言葉をご存じでしょうか？　生命体は、触ったり動かしたりする部分が発達し、触らない部分、動かさない部分は退化するというもので、人体においても、日頃使わない筋肉は、必然的に衰えていく傾向にあります。

一方、普段からよく使う筋肉もありますから、その部分は比較的発達します。そうすると、体全体の筋肉量のバランスが不安定になり、体の重心にゆがみやズレが生じ、骨盤や背骨、股関節などに、少なからず影響を与えることになります。

そして、この「重心バランスのゆがみ」が原因となり、座る、立つ、歩くなどといった生活の基本動作を行なうときでさえ、全体重を支えているひざに過度の負担を強いることになり、それが痛みを招くのです。

2 ねこ背・前傾姿勢による姿勢の崩れ

ひざの痛みが、ねこ背や前傾姿勢などの「姿勢の悪さ」と関係していると聞くと、意外と思われるかもしれません。しかし実は、腰やひざの関節は上半身と必然的に連動しているため、ねこ背や前傾姿勢といった「上半身の弱体化」も、ひざの痛みの原因となるのです。

たとえば、ねこ背や加齢による腰の湾曲などで姿勢が前傾すると、前がかりになる重心をうしろに戻そうとして骨盤はうしろに傾き、それに連動して、今度は下腹が前方に出ます。この「姿勢の崩れ」が、ひざや足首に大きな負担をかけることになるのです。

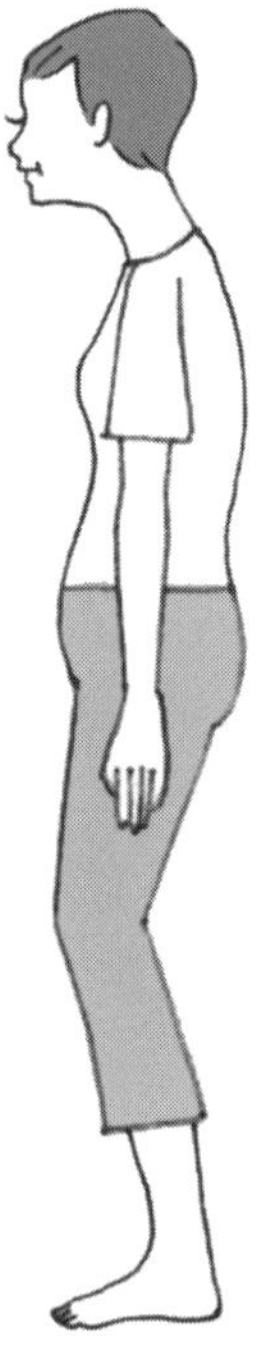

3 片方の足への負担

人間の体は、実は左右対称ではありません。それは、利き手・利き足があることからも、容易に想像していただけると思います。したがって人間の体は、左右どちらかに無理や負担がかかりすぎないよう、常にバランスを保とうとしているのです。

ところでみなさんは、イスに座るときに、足を組むクセがありませんか？ また、立っているときに、「休め」の姿勢で左右どちらかの足に体重をかけていませんか？

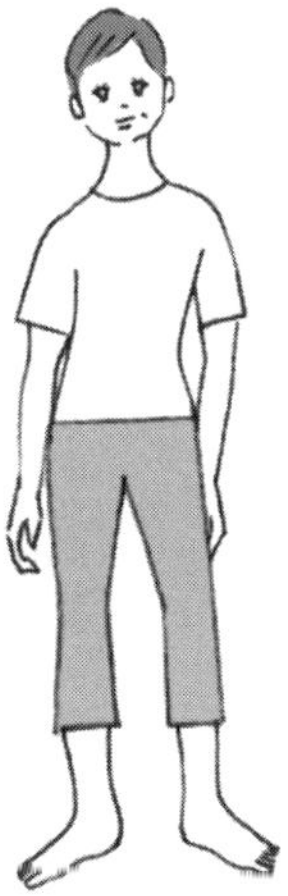

思い当たる方は、下半身のバランスが悪くなることで片方のひざや太ももに負担が集中し、ひざの痛みが起こりやすくなっています。

さらに、負担がかかるほう、痛いほうを庇《かば》おうとして、反対側まで傷めてしまうこともあります。

4 Ｏ脚による負担

特に日本人によく見られるＯ脚《オーきゃく》。Ｏ脚は見た目の問題だけではなく、ひざ関節に負担をかけ、ひざの痛みの原因となることがあります。

Ｏ脚が進行すると、ひざ関節の内側の軟骨同士がぶつかりやすくなります。そして、ぶつかった箇所が変形して「骨棘《こつきょく》」というトゲのようなものができ、「滑膜《かつまく》」を刺激して炎症を起こし、それが痛みにつながってしまうことがあります。

症例としては少ないのですが、Ｘ脚《エックスきゃく》もひざ関節に負担をかけます。Ｏ脚とは反対に、ひざ関節の外側の軟骨がこすれ、変形します。放置するとＯ脚同様、いずれ痛みにつながる可能性があります。

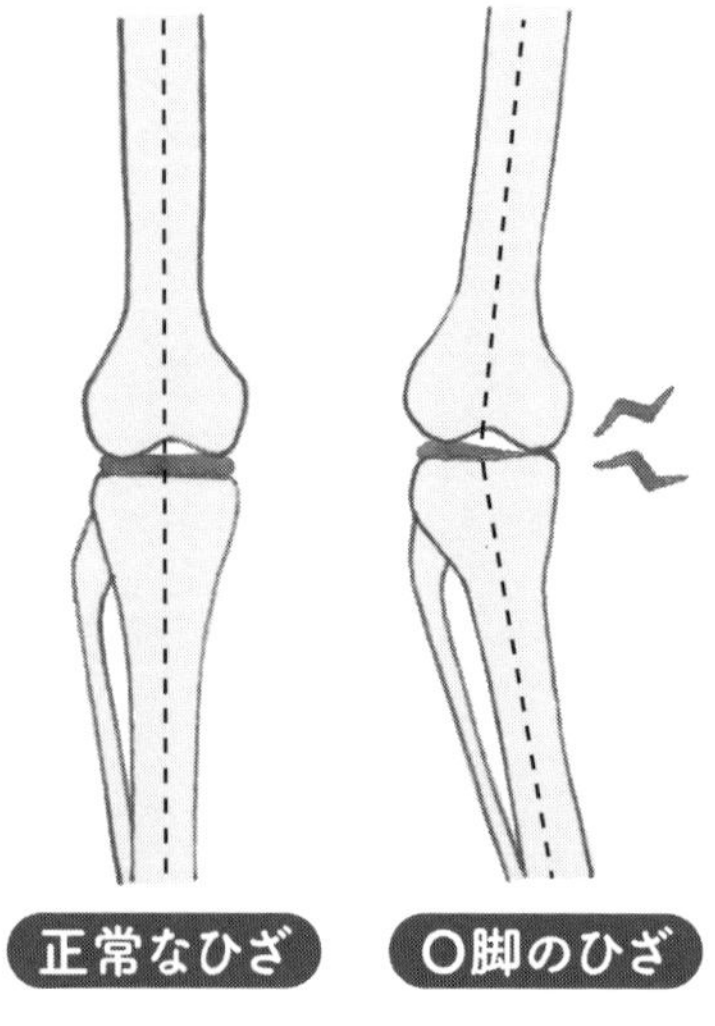

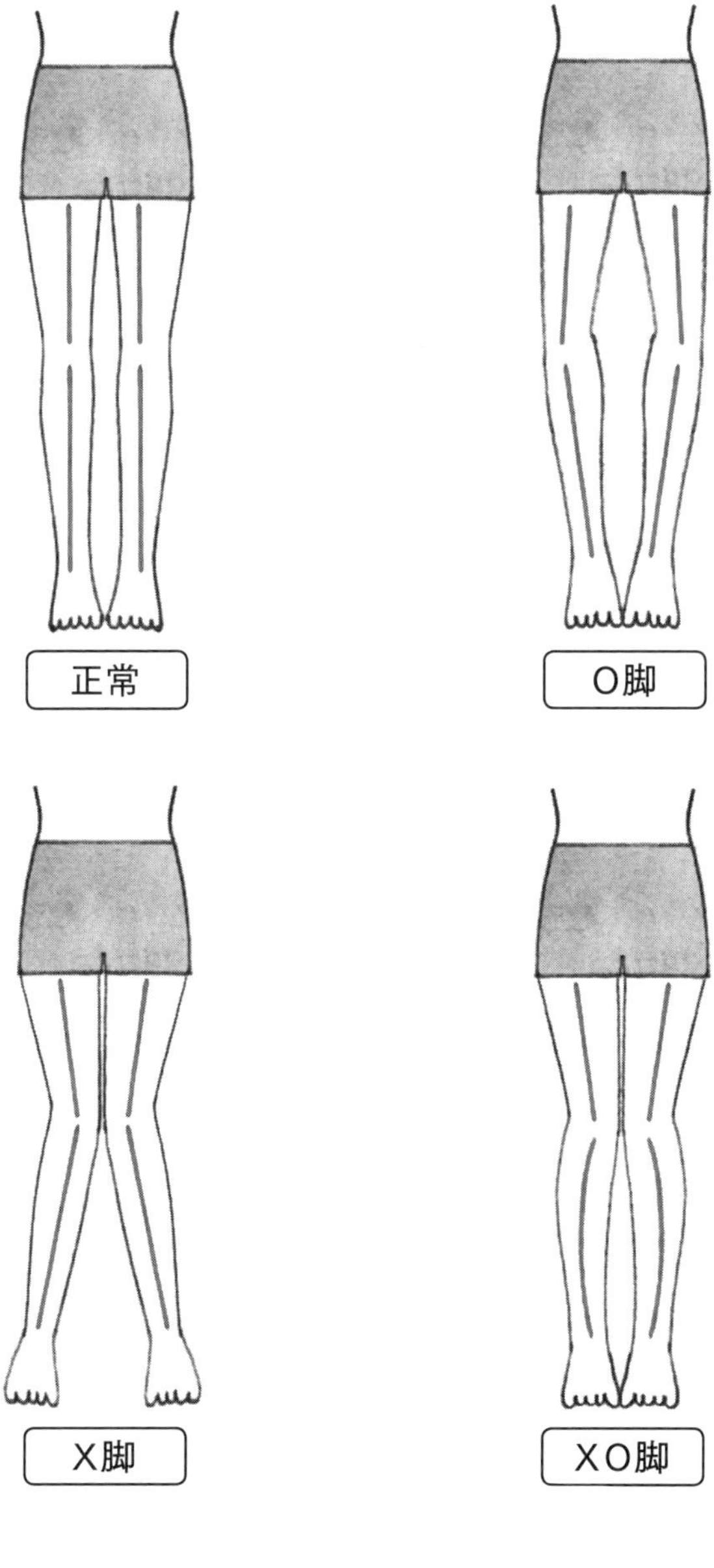
正常
O脚
X脚
XO脚

5 加齢・肥満・ケガによる損傷

ひざは、全体重を支えながら足を曲げたり伸ばしたりと、人体における働きにおいて、いかにも重労働であることは、みなさんも容易に想像できるでしょう。

また、大腿骨《だいたいこつ》と脛骨《けいこつ》の結節点であるひざは、双方の骨が直接触れ合うことなくスムーズに稼働できるよう、半月板や軟骨が「クッション」としての役割を果たしています。

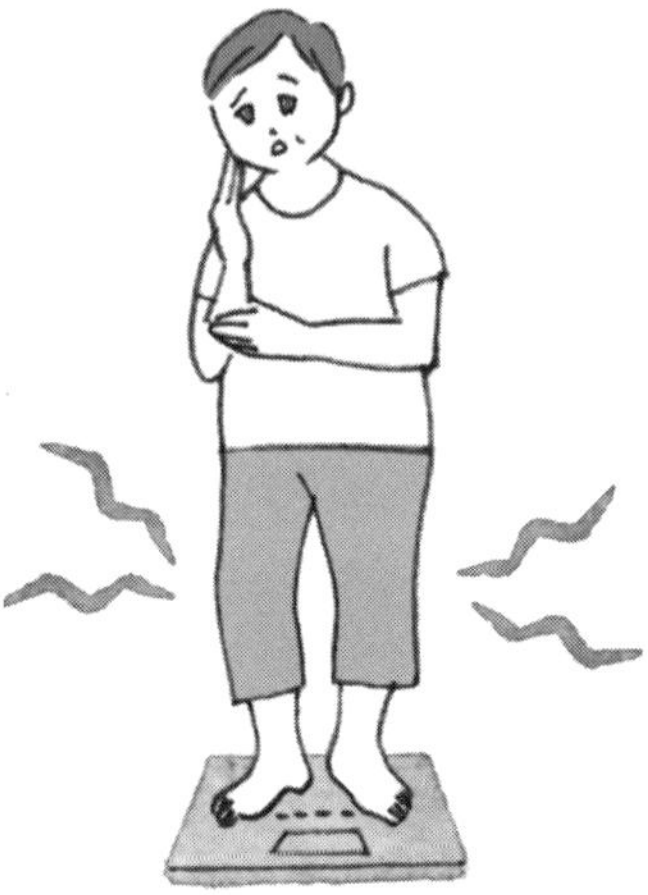

しかし、ケガなどで半月板や軟骨を損傷したり、加齢によって弾力を失ったり、肥満で大きく負担がかかったりすると、半月板や軟骨が本来の機能を損ない、骨棘ができるなどして、そこに炎症が生じ、痛みとなります。

6 坐骨神経痛からの痛み

坐骨《ざこつ》神経痛が、ひざの痛みとして現れることもあります。

坐骨神経は、腰からお尻、太もものうしろ側を通り、足先までつながっています。体の組織の一部が、あるべき場所から出てきてしまった状態を「ヘルニア」と言いますが、このヘルニアで坐骨神経が圧迫され、ひざの周辺に痛みを生じさせることがあるのです。

また、過労や加齢、運動不足などにより筋肉が硬直して血流に滞りが生じた結果、神経が圧迫されて、ひざに痛みが生じることも考えられます。

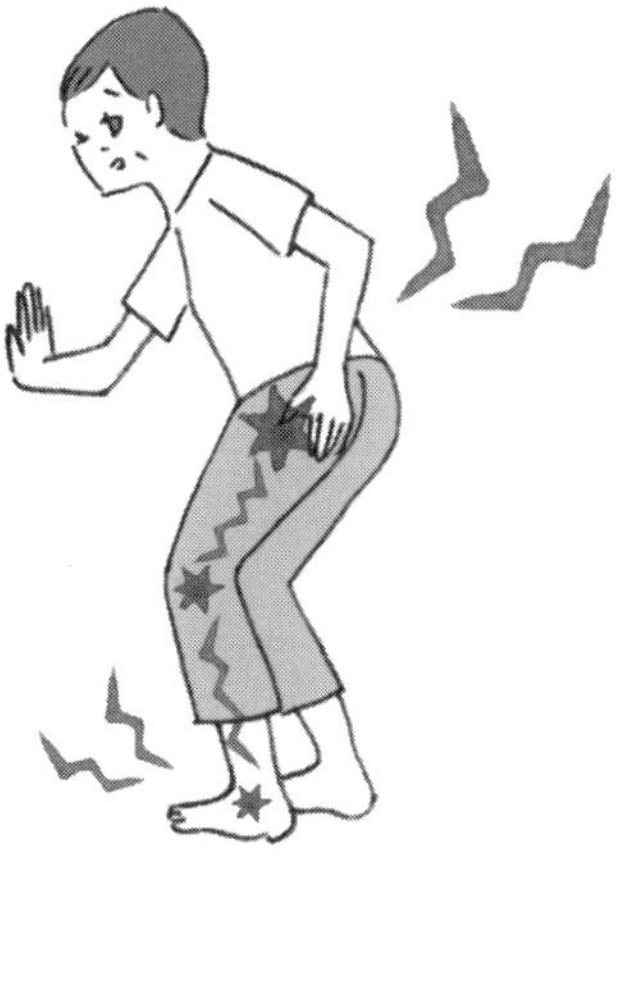

7 激しい運動による損傷

これまでの説明でもご理解いただけるとおり、全身に存在する関節の中で、もっとも大きな負担がかかる関節のひとつ、それが、ひざです。

たとえば、スポーツ選手が半月板を損傷してしまったという話をよく聞きます。ただでさえ、ひざ関節には重力や日常動作で体重の何倍もの負荷がかかっています。それに加えて、激しいスポーツや運動などでさらに負荷がかかってしまえば、ひざ関節でクッションの役割を果たす半月板や軟骨が、摩耗や損傷をきたしてしまうのも無理はありません。

ところで、「健康のために」と、ジョギングやランニングを始めようと思っている方はいませんか？　しかし、ひざの健康を考えれば、実はジョギングやランニングは、あまりおすすめしたくありません。

というのも、きちんとしたフォームで走る分にはよいのですが、「自己流」だと、かえってひざを傷めてしまう可能性が大きいからです。

また、「走っているので私は健康的。大丈夫」という思いもあるかもしれません。しかし実際には、知らず知らずのうちにひざや腰に大きな負担がかかっており、それらが将来的に健康を損なうリスク要因になりうることを考えると、必ずしも「健康的」とは言えない実情があります。時が経つにつれて、ひざや腰などに痛みが生じる恐れがあるのです。

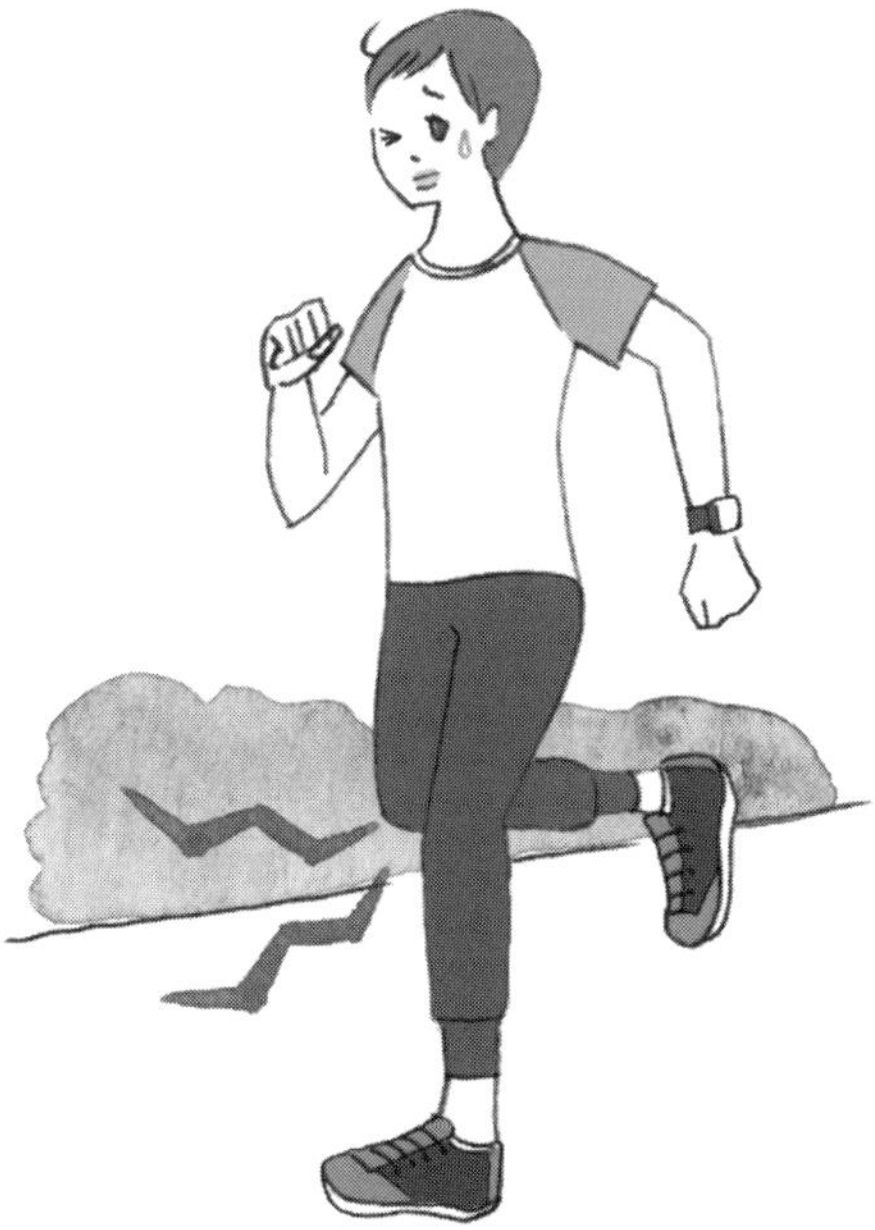

8 骨格のゆがみ

私たちの骨は、それ自体では動くことができず、筋肉の動きに連動します。骨の組み合わせである骨格も、たとえば、硬直した筋肉に引っ張られ続けるなどの不自然な力が加わると、簡単にゆがんでしまいます。

とはいえ、骨格のゆがみは日常の生活動作でも生じるので、誰しも多少はゆがんでいる箇所があるものです。

ですから、ゆがみが生じても「元に戻す動き」、すなわちストレッチや整体など、体のメンテナンスをまめに行なえば、それほど大きな問題は起こりません。

しかし、ゆがみが慢性化してしまうと、神経伝達を鈍らせたり血流を滞らせたり、やがては体の機能自体が阻害されたりするなど、私たちにとって、決してよくない状況に陥ってしまいます。

骨格のゆがみの代表的なものに、腰部を形成する左右の寛骨《かんこつ》・仙骨《せんこつ》・尾骨《びこつ》・恥骨《ちこつ》に囲まれた「骨盤」のゆがみがあります。

骨盤は日常の生活動作の中でも、開いたり閉じたりといったことを繰り返しており、その分、ゆがみやすい骨格でもあります。骨盤は背骨と接合しているので、骨盤がゆがむと背骨も不安定になり、それが、ひざの痛みを誘発することもあります。

さらに、背骨とつながっている肋骨《ろっこつ》にもゆがみが生じ、内臓の働きを妨げる恐れもあります。

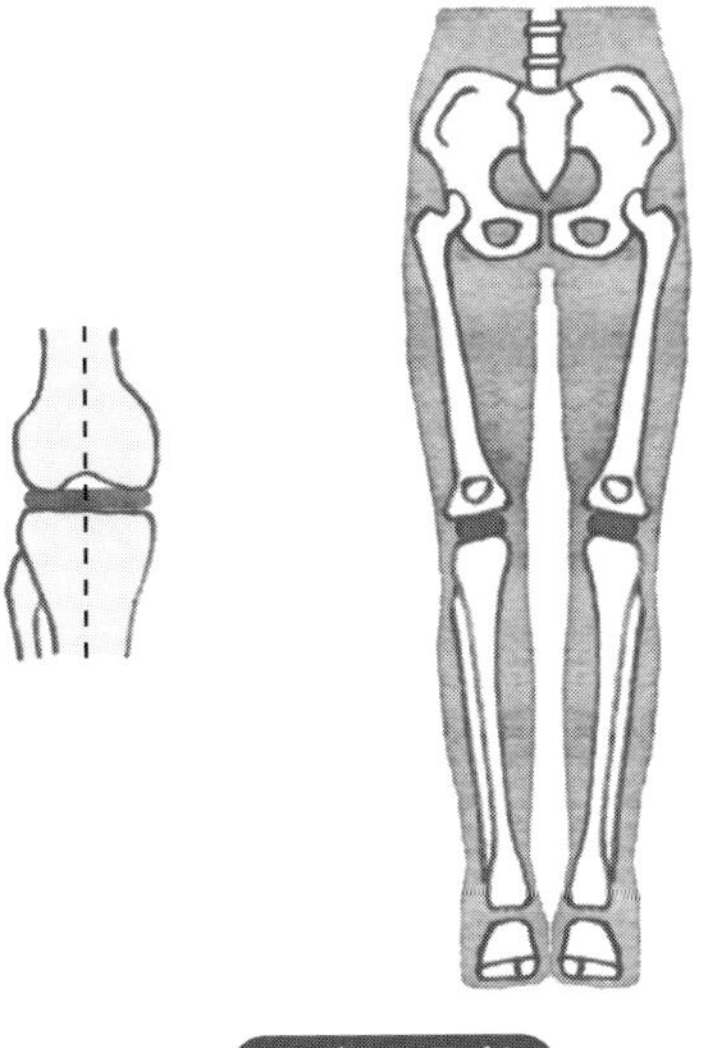

正常な骨格

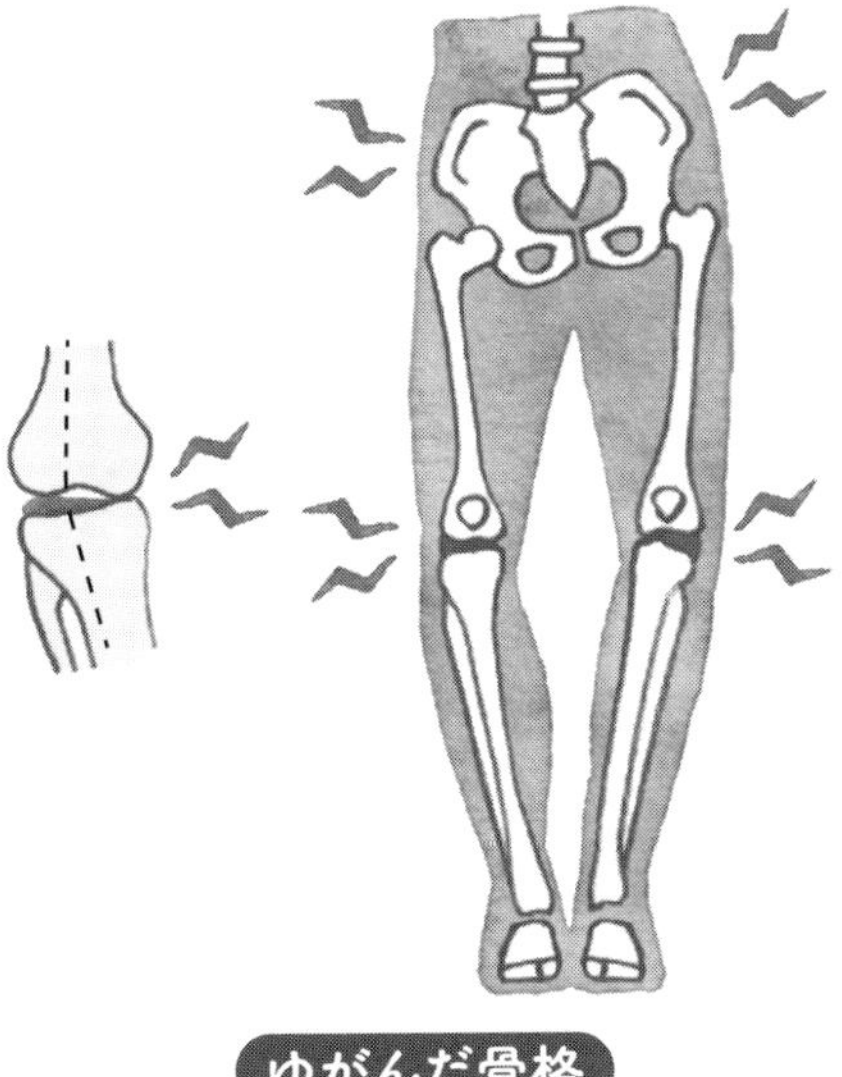

ゆがんだ骨格

9 「腎」の不調・高血圧・糖尿病

東洋医学では、骨や筋肉は、腎機能と関連があると考えられています。つまり腎臓の不調によって、骨や筋肉、関節の老化が進行すると考えられるのです。骨や関節に問題がないのにひざが痛いという方は、腎臓を中心とした泌尿器官や生殖器官、あるいは東洋医学でいうところの「腎」の不調を疑ってみてください。

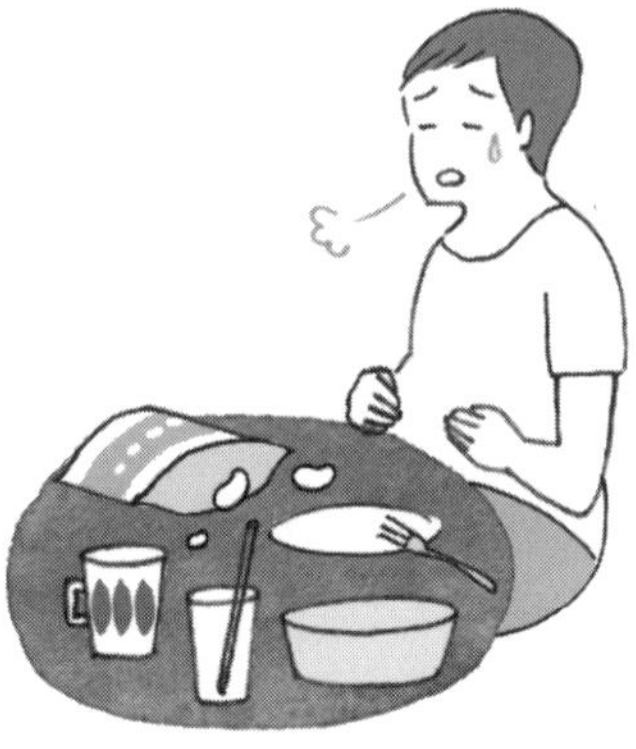

また、足の血管の健康状態が悪化することで、ひざの痛みを起こしている場合もあります。

たとえば、高血圧や糖尿病によって動脈硬化が起こると、血流が阻害され、ひざの痛みが生じることもあります。

生活習慣病と、そこから生じる危険な合併症が、ひざの痛みの原因となっていることもあるのです。

10 スマホやパソコンのディスプレー凝視

「ストレートネック」という言葉を聞いたことがあると思います。スマートフォンやタブレット、パソコンのディスプレー（画面）を凝視し続けると、次第に頭を突き出す格好となり、本来湾曲している首の骨が、まっすぐになってしまいます。そして、首や肩の筋肉が引っ張られたままの状態が続き、やがて硬直します。

私たちの体には、「動脈」と「静脈」という血管が無数に走っています。酸素と栄養素を含んだ血液は「動脈」を介して、心臓の「ポンプ機能」によって全身に行き渡ります。一方、二酸化炭素や老廃物を含んだ血液は「静脈」を介して、筋肉の「ポンプ機能」を利用して心臓に戻ります。

つまり、筋肉が硬直するとポンプの働きが低下し、血液の循環に影響を及ぼすのです。そこから、いわゆる「痛み物質」が生まれ、頭痛や肩こりはもちろん、ひざの痛みにまでつながってしまうこともあるのです。

11 ストレスの蓄積

ストレスも、筋肉や関節を硬直させます。

「自律神経」という言葉を、聞いたことがあると思います。循環器官、消化器官、呼吸器官などの活動を調整するために24時間働き続けている神経である自律神経は、日中や活動時は「交感神経」が優位な状態にありますが、夜や安静時は「副交感神経」が優位になり、体はいわば「休息モード」に切り替わります。

ところが過度のストレスを感じ続けると、ストレスに負けないようにと交感神経が優位の状態がずっと続き、筋肉も硬直しがちになります。体がとてもがんばるわけです。

ストレスは血管も収縮させますから、全身の血流が阻害され体全体が酸素不足、栄養素不足となり、老廃物や疲労物質が滞留した結果、筋肉や関節が硬直します。慢性的なストレスが、ひざの痛みや不調の原因となることもあるのです。

PART 2

「ひざの痛み」にアプローチ

どこが痛いの？　何が痛いの？

慢性的な痛みは特定できないのが実情です

創傷《そうしょう》（体の外側から加えられた力によって生じた傷）と違って、ひざが痛い、腰が痛い、肩が痛いといったときの痛みは、痛みの箇所を「まさしくここだ！」と断定することが難しく、「なんとなくこのあたりかなぁ……」といった、漠《ばく》としたものであることが多いと思います。

「ひざが痛い」とひと口に言っても、痛みの箇所はもちろん、痛みの程度や原因は、人によって違います。したがって、「ひざが痛い」というだけでは、どこにどのような治療や施術を行なえばいいのかを特定することが、とても難しいのです。

本書では、皮膚科や整形外科、循環器科などで受診する必要があるような痛みではなく、ひざとその周辺に生じている「慢性的な痛み」を取り扱います。

痛みは大切なサインなのですが……

そうした慢性的な痛みは、筋肉で生じていることが多いものです。

ところで、そもそも痛みとは、体が危険に晒《さら》されたときに、それを脳に知らせるためのサインです。つまり痛みには、体に生じている危険を知覚させるという、重要な役割があるのです。

とはいえ、慢性的な痛みは、命にかかわるほどの危険信号ではないので、あくまでも鈍い痛みとして伝えられ、また、痛い箇所も曖昧《あいまい》になりがちです。したがって、医療機関で受診しても、必ずしも原因を特定できないことがよくあります。

残念ながら、現時点の医療技術等では、慢性的な痛みの箇所を正確に断定できる方法は、ほとんど存在しません。こうしたことで、慢性的な痛みは、どうしてもあと回しにされやすいのが現状と言わざるを得ないのです。

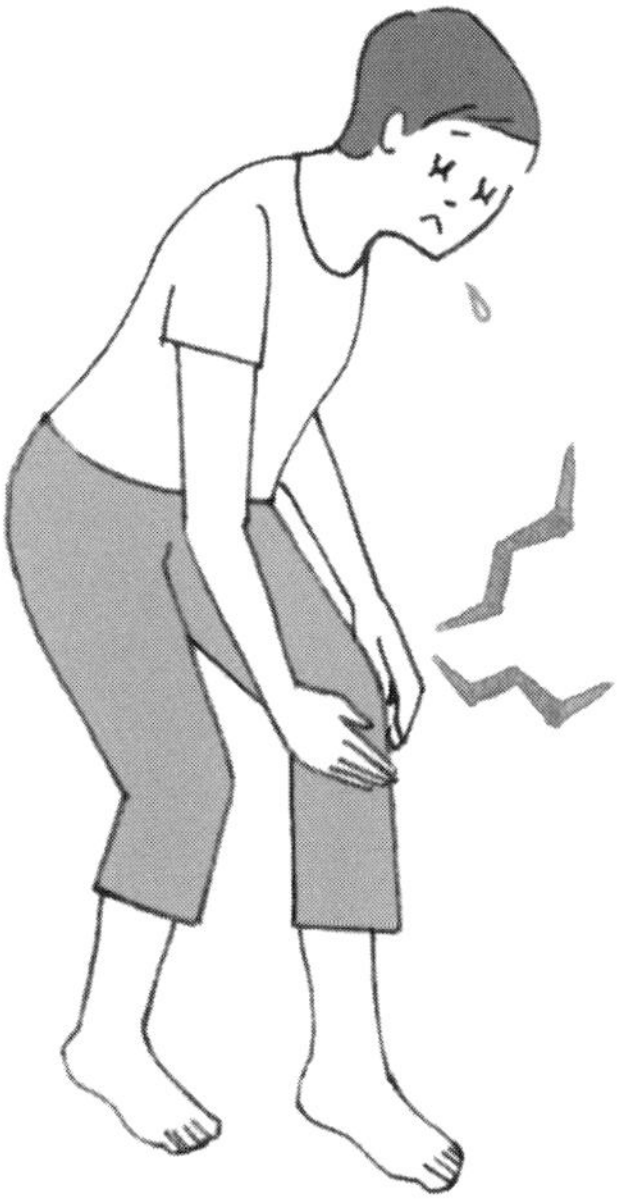

痛みは連鎖する

痛みは筋肉の片寄った使い方から生じます

毎日の生活の中で、気づくと体のどこかに痛みが出ていたり、不調を感じたりすることが、よくあると思います。こうした痛みや不調は、片寄った筋肉の使い方から生じることが多いものです。

一時的な酷使などによる筋肉の痛みであれば、時間とともに自然に治まっていきます。たとえば、筋トレなどで生じる痛みは、これに属します。

しかし、習慣的に片寄った筋肉の使い方をしていて、なおかつ、それに気がついていないと、少し心配です。酷使され続けている筋肉は次第に硬直し、痛みや不調を招いてしまうからです。

「痛みの連鎖」はこうして起こります

筋肉の痛みや不調が生じると、私たちはその箇所を庇《かば》おうとします。その痛みをカバーしようと、他の筋肉を使いはじめるわけです。

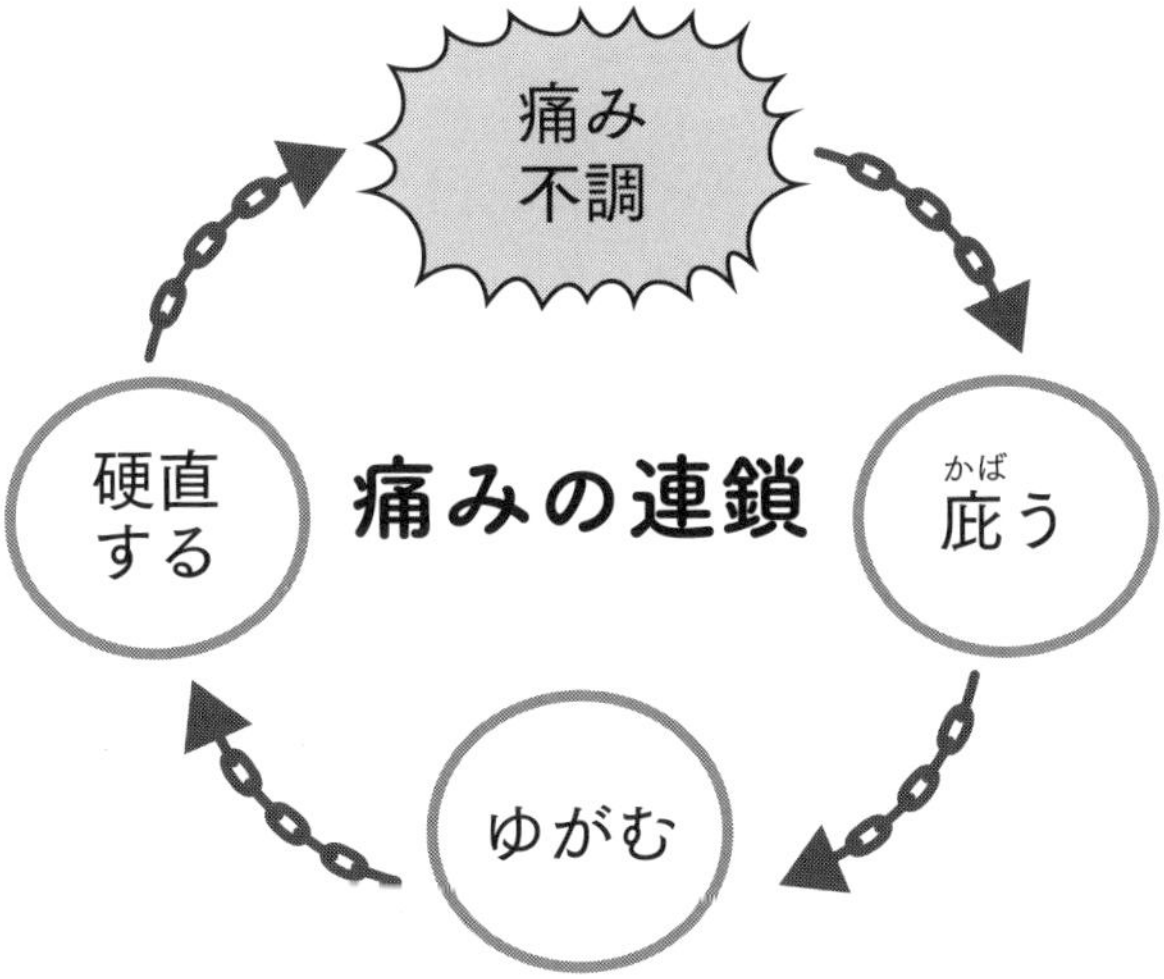

すると今度は、代わりの筋肉も無理な働きを余儀なくされるので、それが続けばその筋肉もまた硬直して、痛みや不調が生じます。そうなると、また他の筋肉がそれをカバーし、さらにまた……と、「痛みの連鎖」が起こってしまうのです。

痛みの連鎖が一度始まってしまうと、いわゆる対症療法だけでは対処が難しくなり、したがって痛みの根治もなおさら難しくなる……という悪循環に陥ってしまいます。

これが、筋肉の慢性的な痛みの解消が難しくなる理由のひとつなのです。

痛みの「ポイント」にアプローチ

体には「流れ」があります

東洋医学では、体内を「気《き》・血《けつ》・津液《しんえき》（『津』と『液』で構成される体内の水分の総称）」が、「常に流れている」と考えています。さらに、この流れがスムーズだと、体内の各臓器の働きも良好になると考えられています。反対に、この流れが滞ると、筋肉の硬直や痛み、しびれなどが生じ、体の不調につながるとされています。

東洋医学といえば、ツボと経絡《けいらく》を思い浮かべる方が多いと思います。

経絡とは、「血管や神経」と考えてよいと思います。みなさんがよくご存じのツボは、「血管や神経の通り（エネルギーの通り）をよくするスイッチのようなもの」と考えられています。解剖学で言う「血流の悪さ」は、東洋医学では「エネルギーの滞り」と考えます。

◐「トリガーポイント」を知っていますか?

また、近年注目されているもののひとつに、「トリガーポイント」というものがあります。

実は、筋肉の痛みは、痛みを感じている箇所と、痛みの原因となっている箇所が一致していないことが多いと言われ、筋肉の慢性的な痛みの7割以上は、痛みを感じているところから離れた箇所に、痛みの原因があると考えられています。

この痛みの原因となる箇所を「トリガーポイント」と呼びます。「トリガー」とは、拳銃などの引き金、そこから転じて、「きっかけ」といった意味があります。そして、このトリガーポイントは、東洋医学でいうツボと一致、あるいは近接していることが多いと言われています。

本書では、ツボや鍼灸《しんきゅう》のノウハウとともに、この「トリガーポイント」の方法論も導入し、それらを総合して、ひざの痛みの緩和・改善・予防のためにアプローチする箇所を「タッチポイント」と称し、そのタッチポイントを基点に、その周辺の筋肉や筋膜《きんまく》をケアする手技を総称して、「筋肉はがし」と呼ぶことにします。

「筋肉はがし」って？

筋線維を整えます

本書のPART３で紹介する「筋肉はがし」は、痛みの原因となっている「タッチポイント（トリガーポイント）」と、その周囲の筋肉や筋膜に「3〜4秒グーッと押してパッとゆるめる」という押圧《おうあつ》を施すことにより、ひざの痛みの緩和・改善・予防を目指します。

筋肉は、線維《せんい》状の組織が束になって成り立っています。それらの線維が縒《よじ》れたり捩《ねじ》れたり、片寄ったりすることで炎症を起こし、痛みが生じています。そうであれば、縒れたり捩れたり、片寄ったりしている線維を正常な状態に戻し、血流を整えることで、痛みを緩和・改善・予防することができるという考え方です。

「筋肉はがし」は、「筋線維を正常な状態に戻す」「血流を整える」という意識を働かせながら、「3〜4秒グーッと押してパッとゆるめる」動作を行なってください。また、タッチポイントの周辺を揺らしたりもんだりする動作も効果的です。

繰り返しになりますが、痛みを感じる箇所と痛みの原因となる箇所は、必ずしも一致していません。かなり離れていることもあります。

PART3では、「こんなところが?!」と驚きを禁じ得ないタッチポイントもあると思いますが、すべて、ひざの痛みの緩和・改善・予防に効果が期待できるポイントですので、安心して取り組んでください。

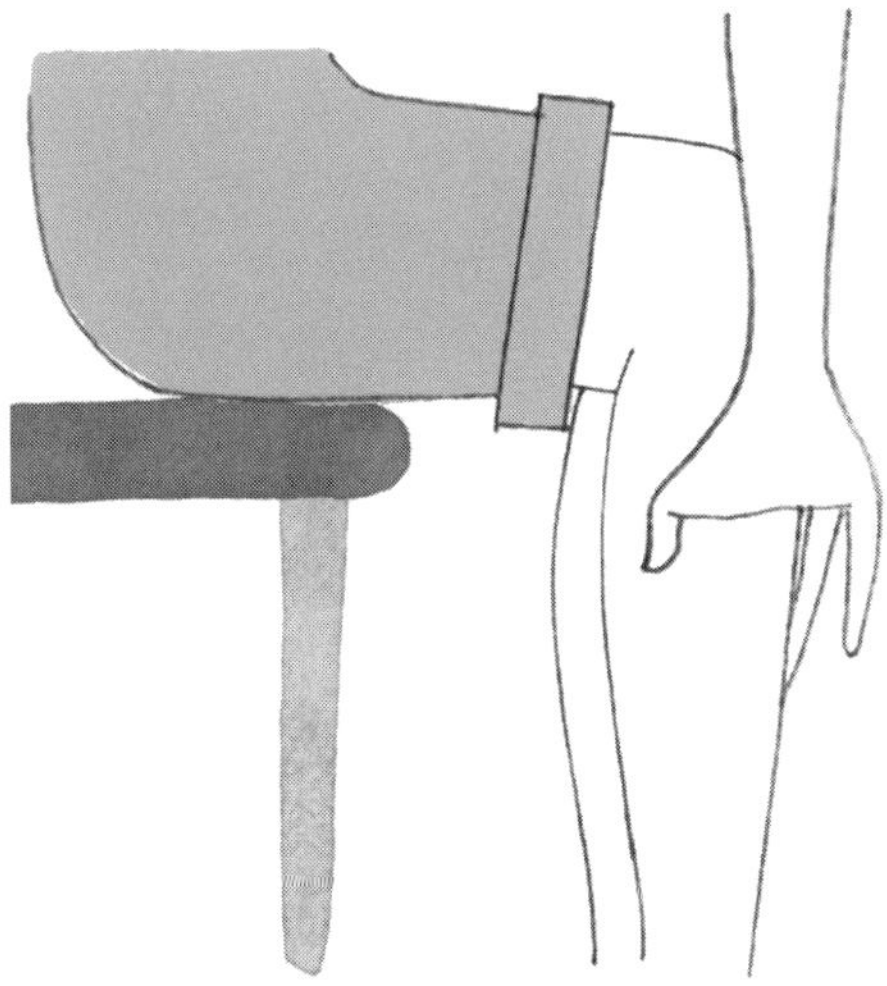

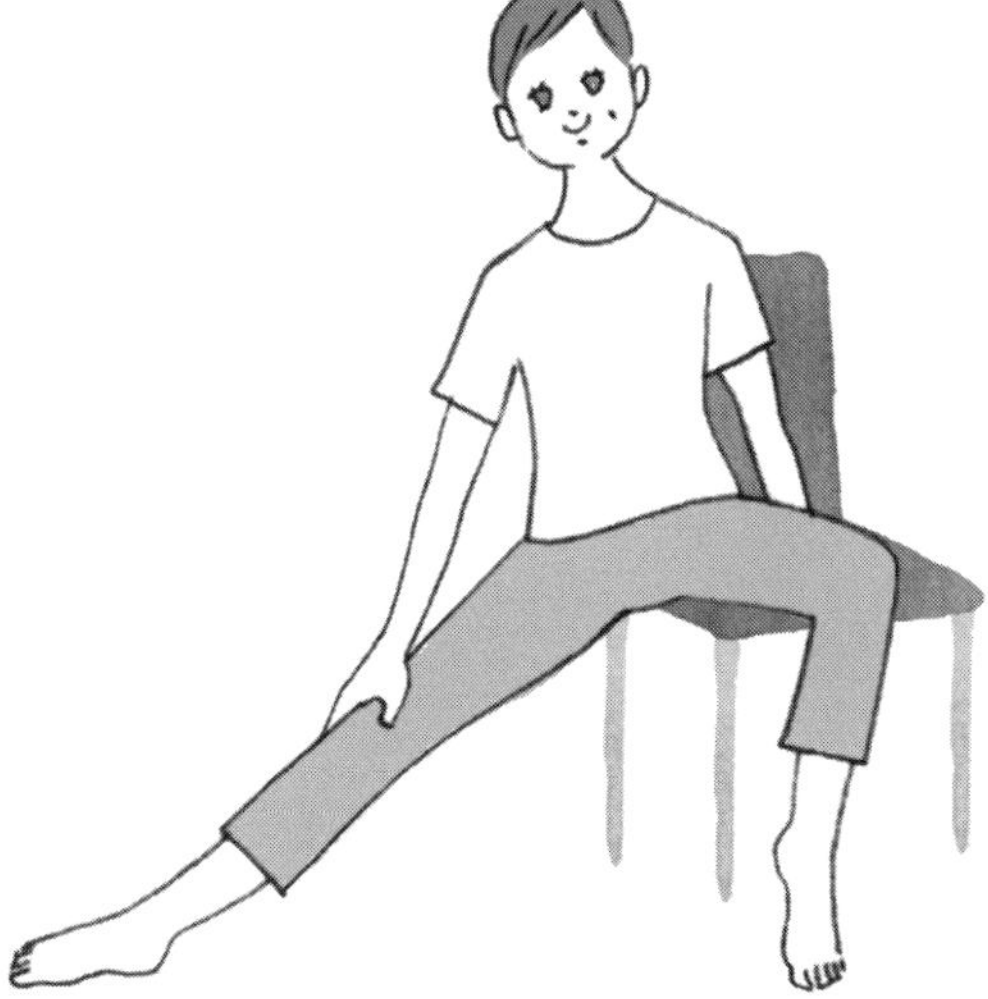

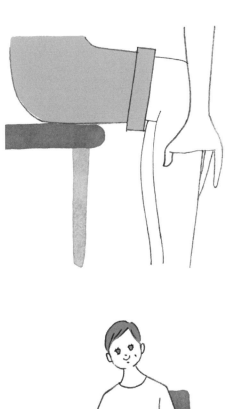

「流れ」をよくします

「流れ」が大切です

テレビなどでスポーツを観戦しているとき、解説者が「流れがよくなった」と言っているのを聞いたことがあると思います。たしかに「流れ」がよくなると、選手やチーム全体のパフォーマンスが向上し、勝利したり好成績を残したりすることもしばしばです。

「流れ」が大切なのは、私たちの体も同じです。私たちの体には、「気」「血」「津液」という3つの流れがあることは、先に述べたとおりです。これらがスムーズに流れていれば、いつまでも若々しく健康的でいることができます。

「流れ」が滞ることの弊害

逆にこれらの流れが滞ると、こりや痛み、しびれなどが生じると考えられます。さ

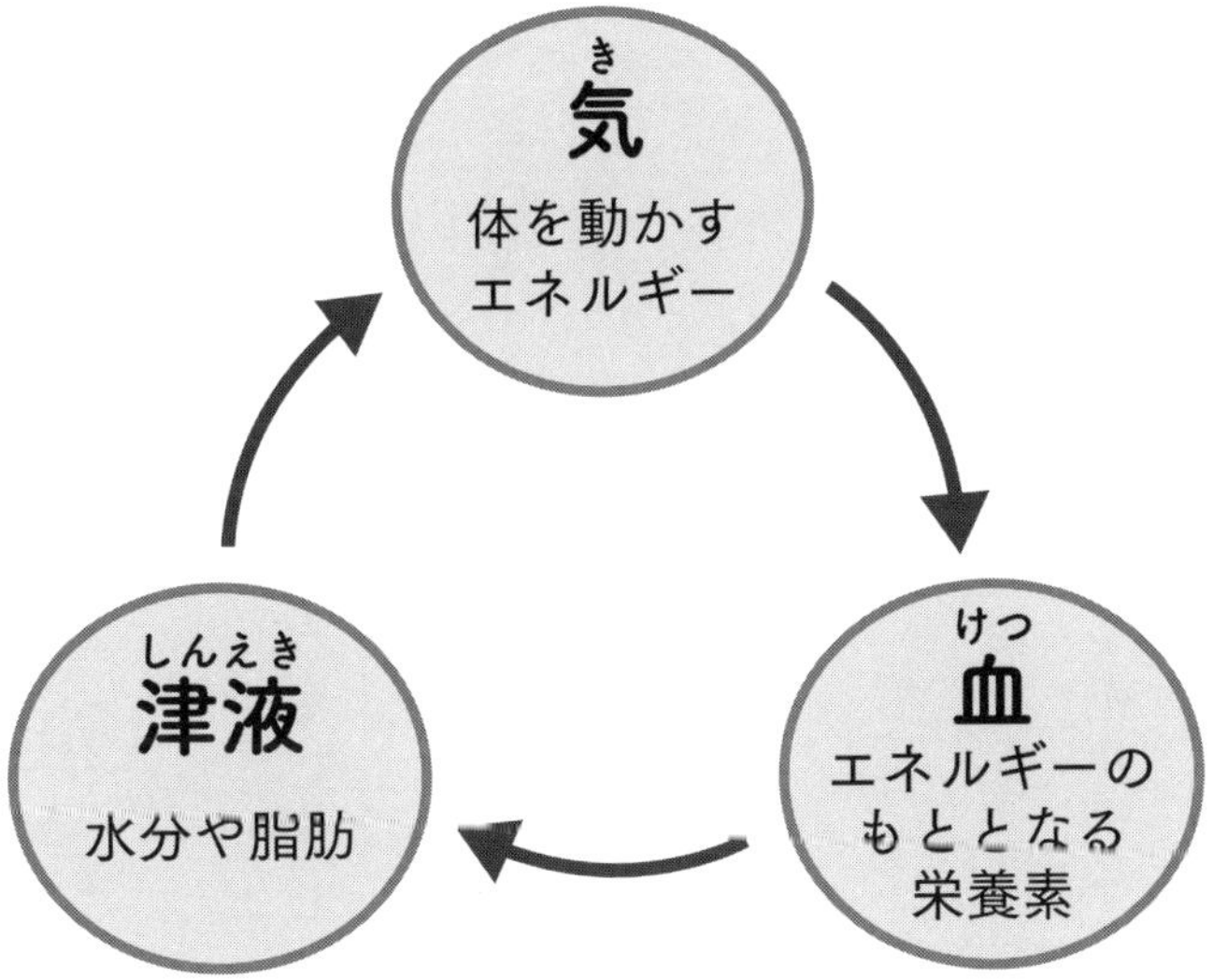

らにそのせいで気分が落ち込んだり疲れやすくなったりして、さまざまな不調に拍車がかかってしまいます。特に「血」や「津液」の流れが滞ると筋肉が硬直し、それに伴って「気」の流れも悪くなります。

「筋肉はがし」は、これらの流れを改善し、ひざだけでなく全身の状態に良い影響を及ぼすことが期待できます。

タッチポイントを基点に筋肉と筋膜にアプローチすれば、「気」「血」「津液」の流れも改善され、ひざの痛みはもちろん、体全体によい影響が現れてくることでしょう。

動かさないと悪循環に

改善のサイクルを生み出しましょう

ひざに痛みがあると、どうしても庇ってしまいます。また、歩くのが億劫《おっくう》になって、屋内でジッとしていることが多くなるかもしれません。

しかし、同じ体勢をとり続けたり、動かないでいたりすると、筋肉は硬直してしまいます。筋肉がこわばり、こりを感じるようになります。こりがさらに悪化すると、やがて痛みとなり、体全体の不調につながります。

実際、動かないでいると筋肉だけでなく関節まで硬くなって可動域が狭まり、さらには筋肉量が減少して、痛みの症状はますます悪化することが考えられます。痛みがひどくなれば、さらに体を動かすことが面倒になり、症状はますます悪化してしまう……。こうした泥沼の悪循環に陥ってしまう前に、「筋肉はがし」と「筋肉リセット」で改善のサイクルを生み出しましょう。

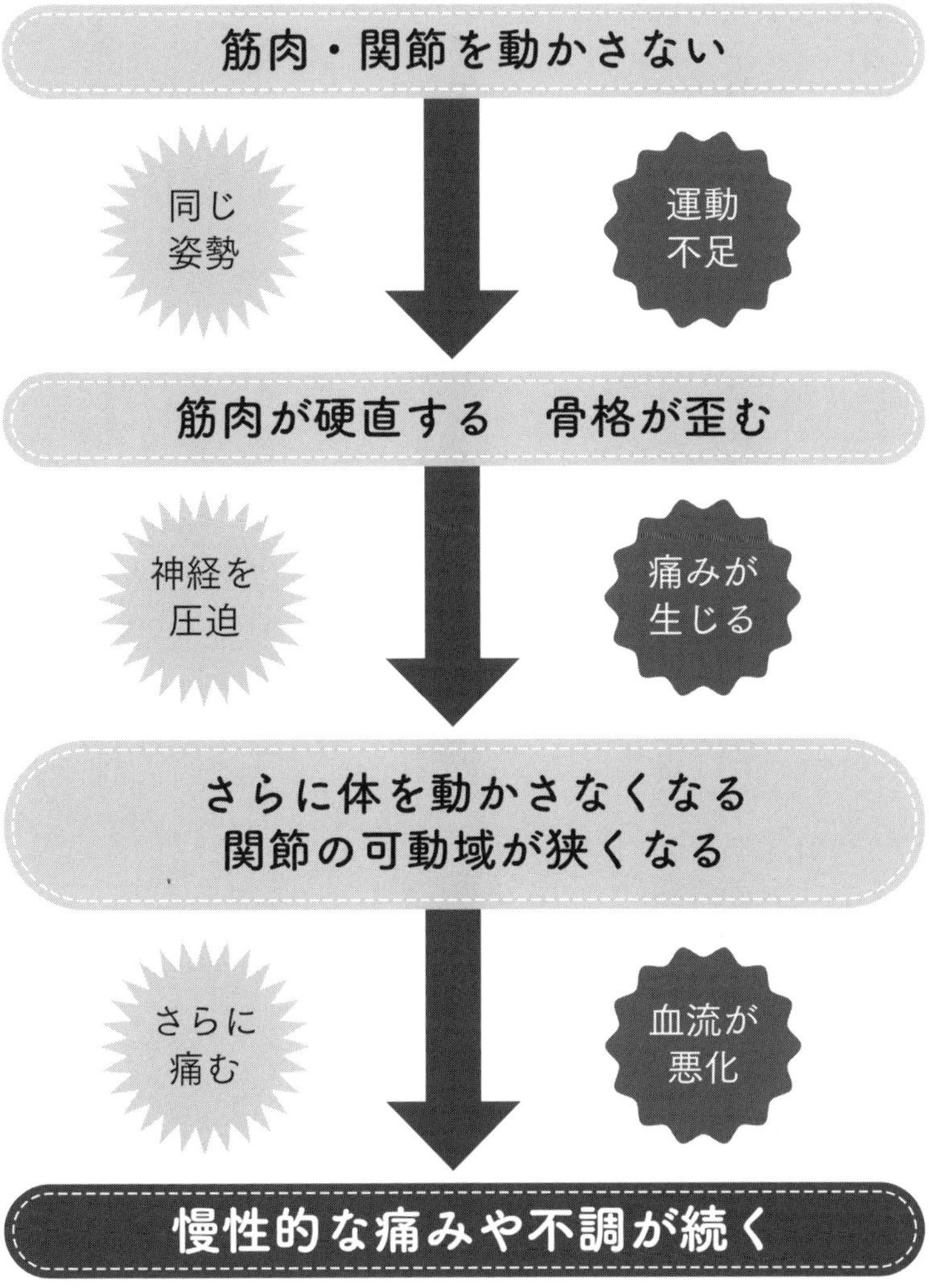
筋肉・関節を動かさない
同じ姿勢
運動不足
筋肉が硬直する　骨格が歪む
神経を圧迫
痛みが生じる
さらに体を動かさなくなる
関節の可動域が狭くなる
さらに痛む
血流が悪化
慢性的な痛みや不調が続く

筋肉を活性化しましょう

「年だから……」とあきらめてはいけません

ひざに限らず、骨や靭帯《じんたい》、関節などは、加齢とともにどうしても不具合が生じやすくなりますから、本格的なスポーツ経験がなくても、体に痛みが生じる恐れは、誰にでもあります。しかし、「寄る年波《としなみ》には勝てない」とあきらめたり、不安になったりしないでください。適切なケアやメンテナンスを行なえば、痛みの緩和・改善・予防はできるものです。

「筋肉はがし」と「筋肉リセット」は、筋肉を鍛える要素もあります。

ひざの周りや太ももに筋肉がつくと、ひざ関節の負担が減り、痛みの軽減にもつながります。本書では、自重、つまり自分の体重を利用した無理のない動きで、筋肉を活性化していきます。

毎日の生活に体を反らす動作はありますか？

私たちの筋肉には大きく分けて、前に曲げるときに動く「屈筋《くっきん》」と、うしろに反らすときに動く「伸筋《しんきん》」があります。

日常生活では、私たちは前かがみの姿勢になりがちです。スマートフォンやパソコンで作業をしているとき、あるいは自動車の運転時などを、思い浮かべてみてください。こうしたときに使っている筋肉は、屈筋です。一方、伸筋は体を反らすときに使います。

一度、みなさんの日常動作を思い浮かべてみてください。かがめる動作はあっても、体を反らす動作はありますか？ きっと少ないと思います。意識して「伸び」や「背中そらし」でもしない限り、日常生活において、うしろに反らす動作は、ほとんどないのではないでしょうか？

私たち現代人は屈筋ばかりを酷使し、伸筋をあまり使わない生活スタイルになっていることがわかります。

本書で紹介する「筋肉はがし」と「筋肉リセット」は、この2つの筋肉のバランスを整え、双方の筋肉を活性化させることも考慮しています。

強い力は不要です

筋膜は「第二の骨格」です

これまでの説明でも、ところどころで触れてきましたが、近年特に「筋膜」に注目が集まっています。

筋膜とは、筋肉を包んでいる膜のことで、体全体に張りめぐらされています。筋線維や器官、神経などにも連結して立体的に全身を覆っており、「第二の骨格」とも呼ばれています。

筋膜には、筋肉を保護する作用、筋収縮時の滑りを助ける作用、血管や神経、リンパ管を支えて通過させる機能などがあります。

筋内膜以外の筋膜は、おもにコラーゲン線維とエラスチン線維でできており、コラーゲン線維とエラスチン線維はお互いに協力し合って体の形を整えたり、体の動きに合わせて形を戻したりしています。

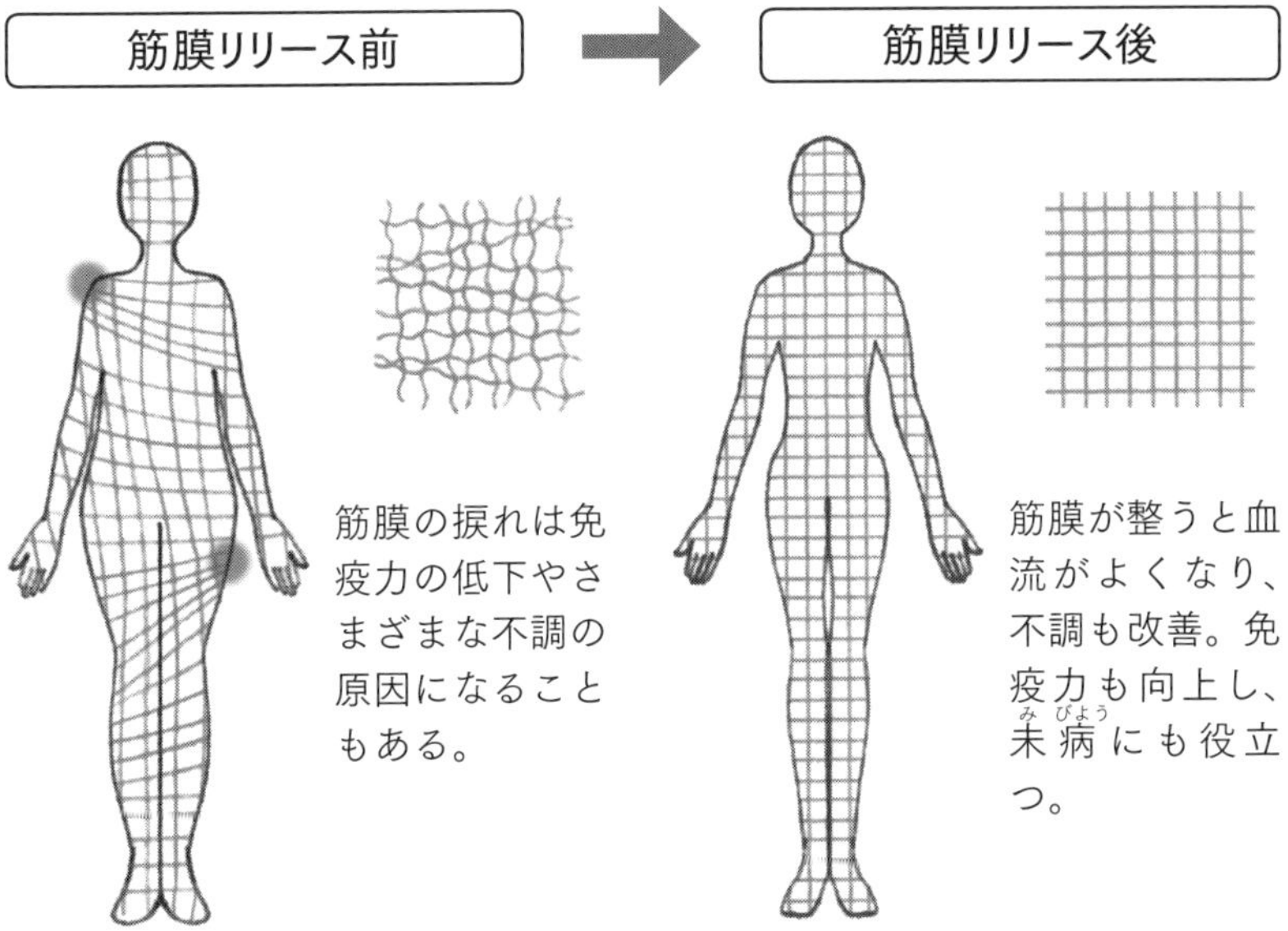
筋膜リリース前
筋膜リリース後
筋膜の捩れは免疫力の低下やさまざまな不調の原因になることもある。
筋膜が整うと血流がよくなり、不調も改善。免疫力も向上し、未病《みびょう》にも役立つ。

「筋膜リリース」って？

この筋膜に異常が生じると、本来は粘度の低い（サラサラの）水溶性の基質が、粘度の高い（ネバネバの）状態になり、筋膜全体の滑りが悪くなります。また、筋膜を通っている血管や神経、リンパ管などが圧迫されて循環障害などが起こります。

不自然な姿勢・動作をとり続けたり、同じ姿勢を長時間とり続けたり、また、体の一部に負担がかかり、アンバランスな状態になったりすると、筋膜が自由に動けない状態になります。すると、筋膜に捩れや片寄りが生じて、筋膜と皮膚・筋肉との間の滑らかな滑りが損なわれます。

筋膜の捩れや片寄りが生じると、コラー

ゲン線維とエラスチン線維が一部に集まってしまい、ほどけなくなります。

筋膜は全身につながっているので、ほかの筋肉や筋繊維にまで筋膜の動きの悪さが波及し、痛みの発生や筋力・柔軟性・運動パフォーマンスの低下、さらに、日常活動の低下が生じるようになるのです。

筋膜の捩れや片寄りを解消して、正しい筋膜の伸長性と筋肉の動きの回復を促すのが、いわゆる「筋膜リリース」です。本書の「筋肉はがし」と「筋肉リセット」には、この筋膜リリースに類する効果も期待できます。

ひとつ注意したいのが、筋膜を構成しているコラーゲン線維とエラスチン線維は、筋肉と同様、強く押すと反発する性質があるということです。つまり、特に「筋肉はがし」を強すぎる力で行なうと、それに負けまいと、筋肉やコラーゲン繊維・エラスチン繊維がかえって硬くなりかねないということです。

ですから、グイグイと強く押したり叩いたり、きつくもんだりするのは逆効果となります。痛いけれど気持ちいい、気持ちがいいけれど少し痛いという「痛《いた》気持ちいい」の感覚で取り組んでください。

さあ、はじめましょう

◐「気持ちいい」が大切です

ここまで、ひざの痛みの種類や原因、緩和・改善・予防に効果が期待できる「筋肉はがし」と「筋肉リセット」について説明してきました。続くPART3とPART4は、いよいよ実践編です。

動作は簡単です。転倒しないように、安定したイスに腰かけて行なえるものも多くあります。前節で説明した「痛気持ちいい」の感覚で進めましょう。

特に「気持ちいい」が大切です。「気持ちいいな」と感じると、楽しいですよね。その楽しさが、毎日続けるモチベーションにつながります。

先に説明したように、強い力、きつい動作で行なう必要はありません。また、一度に全部の手技を行なう必要もありません。自分の症状や気分に即したものを、1日1分程度から、無理のない範囲で行なってみてください。

ひざの痛みをやわらげるQ＆A

Q 手術をしたほうがいいのでしょうか？

A 喫緊・深刻でなければ、まずはセルフケアを。

耐え難い激痛や他の疾病の懸念がある場合などは、手術が必要です。しかし、たとえ手術で痛みが緩和したとしても、ひざをうまく曲げられない、正座がつらい、といったことに依然として悩んでおられる方も少なくありません。また、手術後もひざ痛になりやすい生活習慣を続けていれば、再発は避けられないでしょう。急を要する状態でなければ、まずは自力での改善を試してみることにも、価値はあると思います。

Q サポーターを使ってもいいのでしょうか？

A 使いすぎは避けましょう。

サポーターは関節への負担を軽減しますので、外出時など、必要に応じて利用するのはよいと思いますが、1日中ずっと装着し続けるのは、できれば避けてください。サポーターは筋肉の代わりとなりますが、それはつまり、本来の筋肉をしっかり使っていないということ。サポーターの使いすぎは、本来の筋力をさらに低下させ、ひざの痛みを悪化させかねないので、控えめに使用しましょう。

PART 3

ひざの痛みをやわらげる「筋肉はがし」

まずは
これから

鎖骨《さこつ》の下

「筋肉はがし」は、体内を流れる「気《き》」「血《けつ》」「津液《しんえき》」の流れ（38ページ参照）を促すことから始めます。それらの流れをよくしたうえで「筋肉はがし」を行なうと、より効果がアップします。「筋肉はがし」のときだけでなく、「ちょっと疲れたな……」と感じたときなどに、その都度行なうのがおすすめです。

ここでは、東洋医学でいうところの「兪府《ゆふ》」というツボをタッチポイントとします。PART1で説明したように、腎機能と骨や筋肉には関連があります（26ページ参照）。特に兪府は、腎に作用するツボと言われています。

首の幅のちょうど延長線上、鎖骨《さこつ》の隆起している部分のすぐ下を中指で押します。

アプローチするツボ

兪《ゆ》　府《ふ》

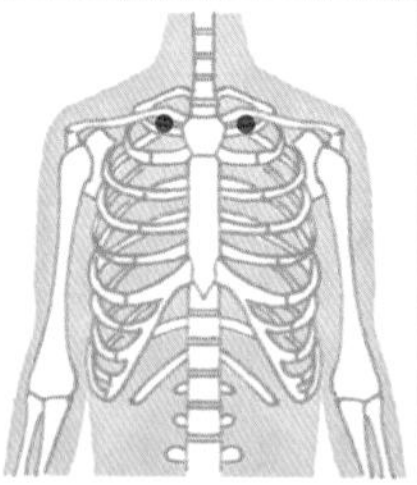

（正面）

基本

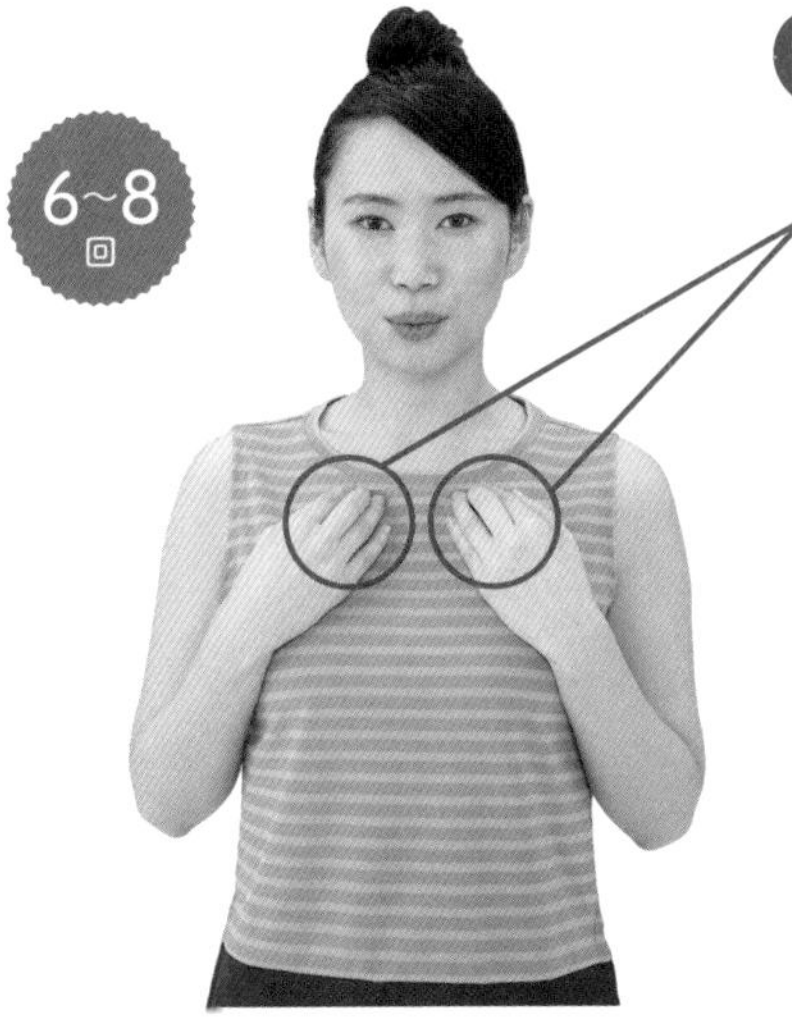

タッチポイント！

口から息をゆっくりと吐きながら押し、鼻から息を吸うときに、押す力をゆっくりとゆるめます。

コレが効く！　左右同時に6～8回。指を鎖骨の下にもぐらせるようにして行ないます。

発展

タッチポイント！

人さし指、中指、薬指の3本で鎖骨に沿ってさするように押しながら、右左にずらしていきます。反対側も同様に。

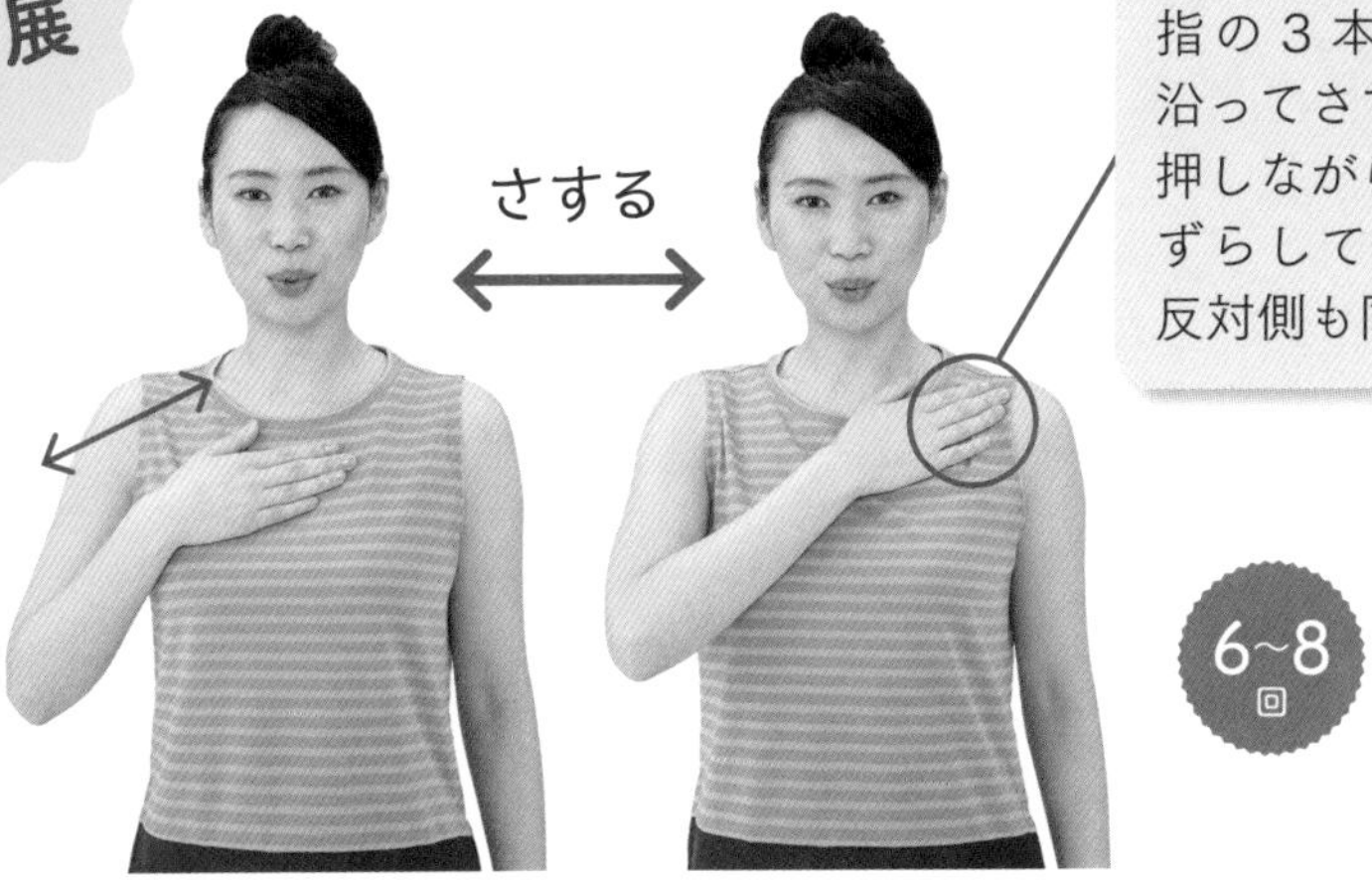

コレが効く！　鼻から吸って口から吐く呼吸を、自然なペースで続けます。

筋肉はがし 1

太ももの表側

こんなときに

- ☑ ひざ頭から太ももにかけて痛みがある。
- ☑ ひざが完全に伸びない。
- ☑ 歩くときに痛みを感じる。
- ☑ ひざが痛くて眠れない。
- ☑ ひざ折れ（カックン）が起こる。
- ☑ 大腿骨《だいたいこつ》を骨折したことがある。

アドバイス！

- ◑ 歩いているときに不自然な動きや傾きなどがないか確認してみましょう。
- ◑ 正座はできるだけ避けましょう。
- ◑ 眠るときに枕など厚さのあるものをひざの下に入れてみましょう。
- ◑ 無理なジョギングやサイクリングは控えましょう。

アプローチする筋肉

大腿直筋《だいたいちょくきん》

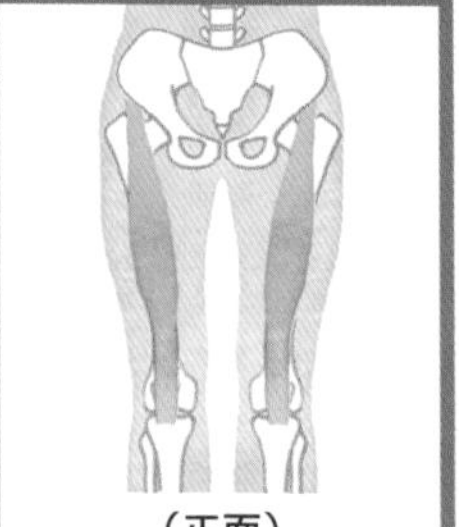

（正面）

基本

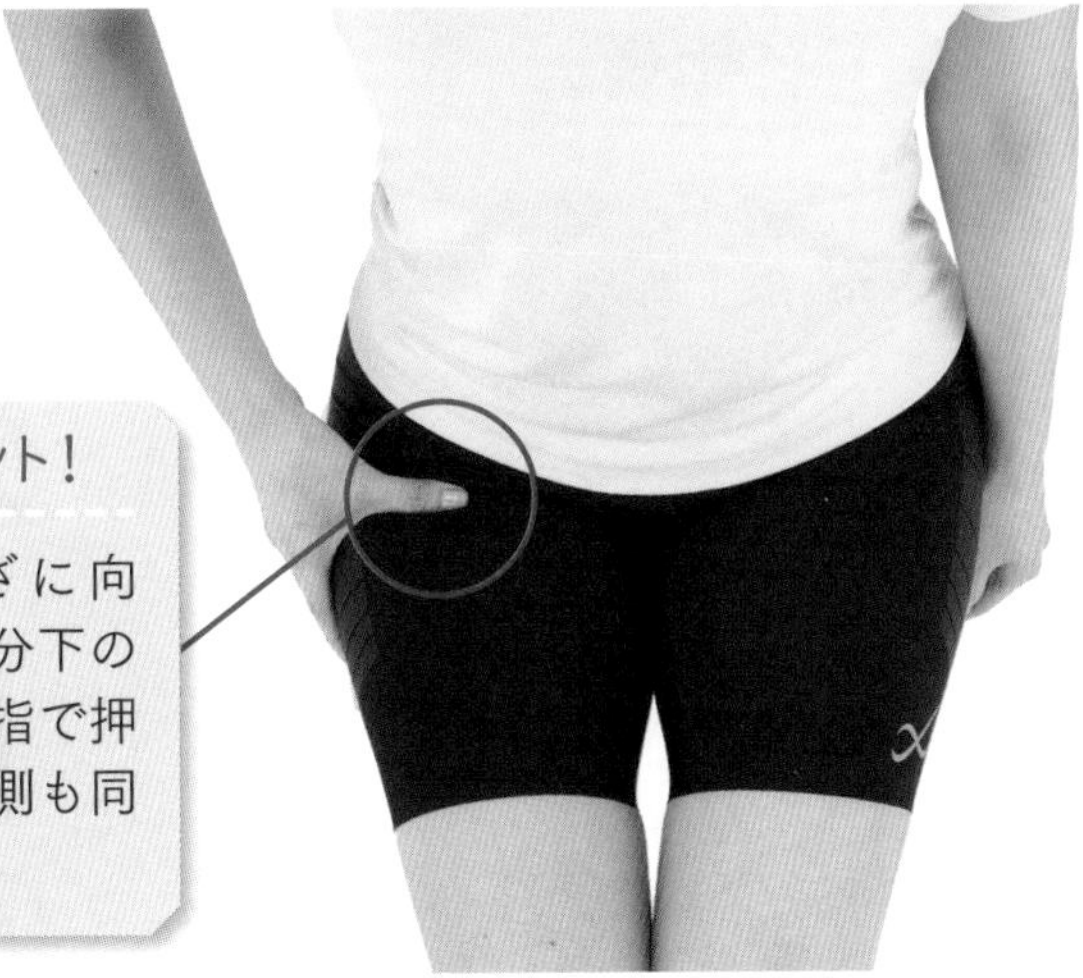

3～4秒
グーッと押して
パッとゆるめる
合計 15～30 秒

タッチポイント！

腰骨からひざに向かって指５本分下のあたりを、親指で押します（反対側も同様）。

コレが効く！　タッチポイントを中心に親指を前後左右にずらして、タッチポイント周辺も押してほぐします。

発展

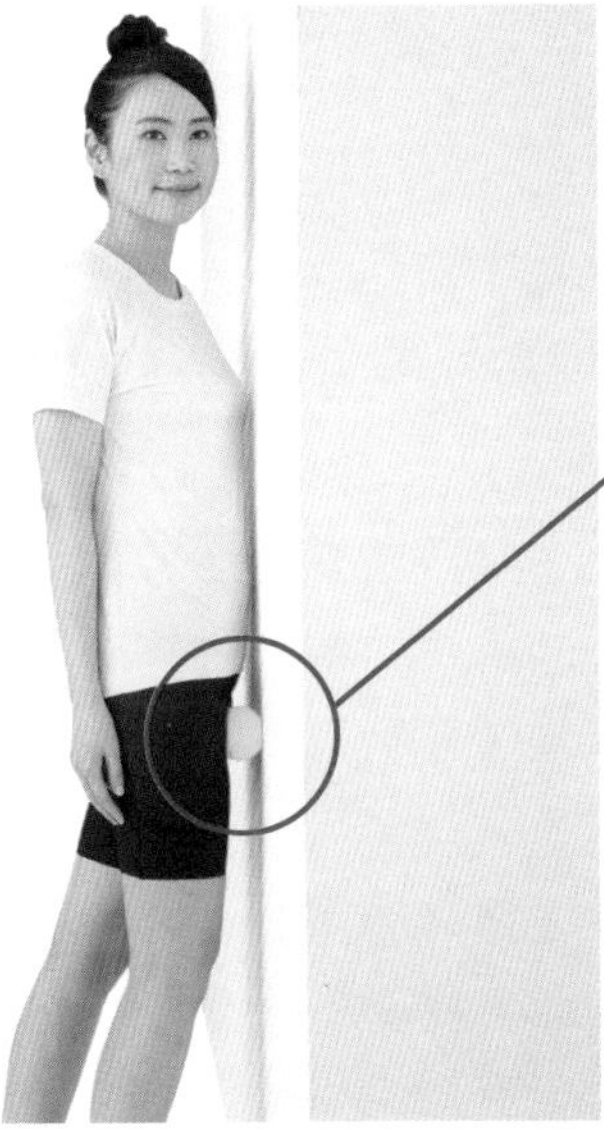

3～4秒
グーッと押して
パッとゆるめる
合計 15～30 秒

タッチポイント！

壁とタッチポイントの間に硬式テニスボールなどを挟むと、体重を圧としてかけられるので、より強く押すことができます（反対側も同様）。

筋肉はがし
2

ポケットのあたり

アプローチする筋肉

大腿筋膜張筋《だいたいきんまくちょうきん》

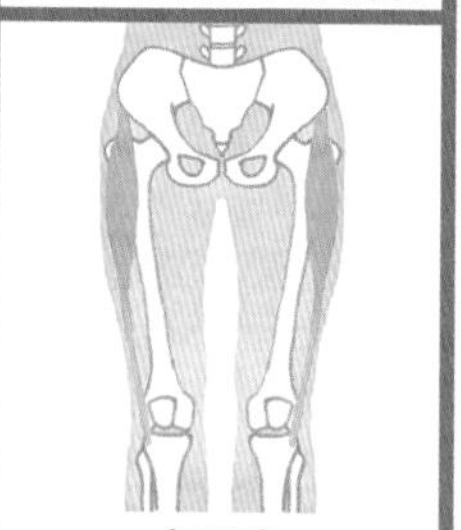

（正面）

こんなときに

☑ 太ももの表側や外側に痛みやしびれがある。

☑ 歩くときに股関節やひざの外側が痛む。

☑ 横向きに寝そべったときに股関節やひざの外側が痛む。

アドバイス！

◑ 歩いているときに不自然な動きや傾きなどがないか確認してみましょう。

◑ 前かがみの姿勢を長時間とらないようにしましょう。

◑ 足を組んだり片足で立ったりすることは避けましょう。

◑ 眠るときに枕など厚さのあるものをひざの下に入れてみましょう。

基本

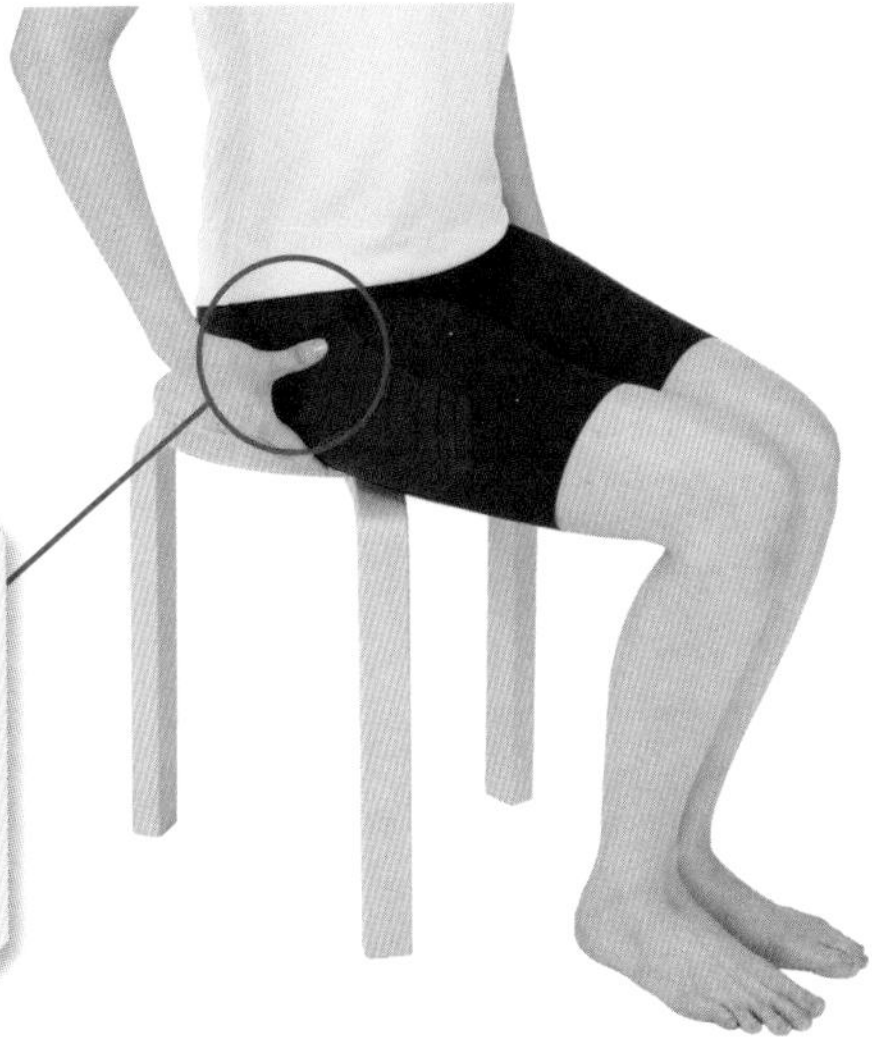

3〜4秒
グーッと押して
パッとゆるめる
合計15〜30秒

タッチポイント！

ズボンのポケットのあたりを親指で押します（反対側も同様）。

発展

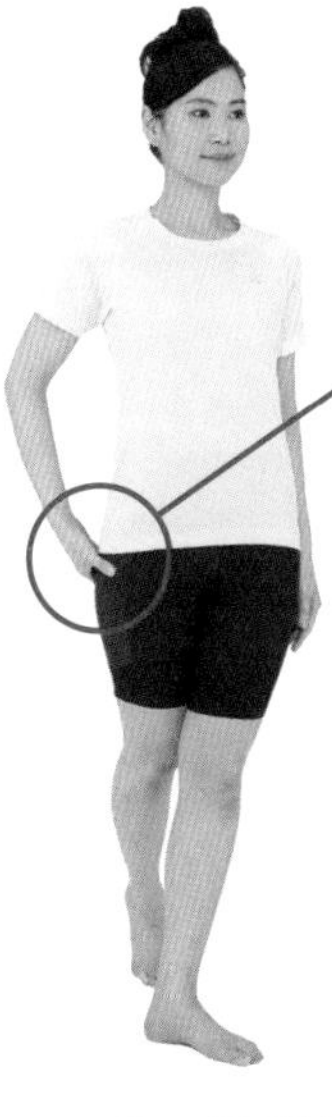

タッチポイント！

右側を押すときは右足をうしろに引いた状態で押します（左側を押すときは左足をうしろに引きます）。

3〜4秒
グーッと押して
パッとゆるめる
合計15〜30秒

コレが効く！　うしろに引いたほうの股関節を少し内側に入れます（内転させます）。

筋肉はがし
3

太ももの内側①

こんなときに

- ☑ 股関節、太もも、ひざの内側に痛みがある。
- ☑ 縫工筋が走る皮膚の表面にチクチクするような疼痛《とうつう》がある。
- ☑ 股関節を急に動かしたり、股を大きく開いたりしたときに鋭い痛みがある。

アプローチする筋肉

縫工筋《ほうこうきん》

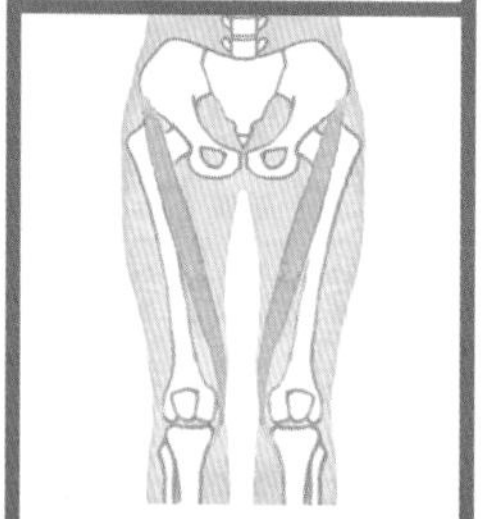

（正面）

アドバイス！

- ◐ 歩いているときに不自然な動きや傾きなどがないか確認してみましょう。
- ◐ あぐらを長時間かかないようにしましょう。
- ◐ 股関節やひざに強い負荷がかかる運動や動作は避けましょう。

基本

3～4秒
グーッと押して
パッとゆるめる
合計15～30秒

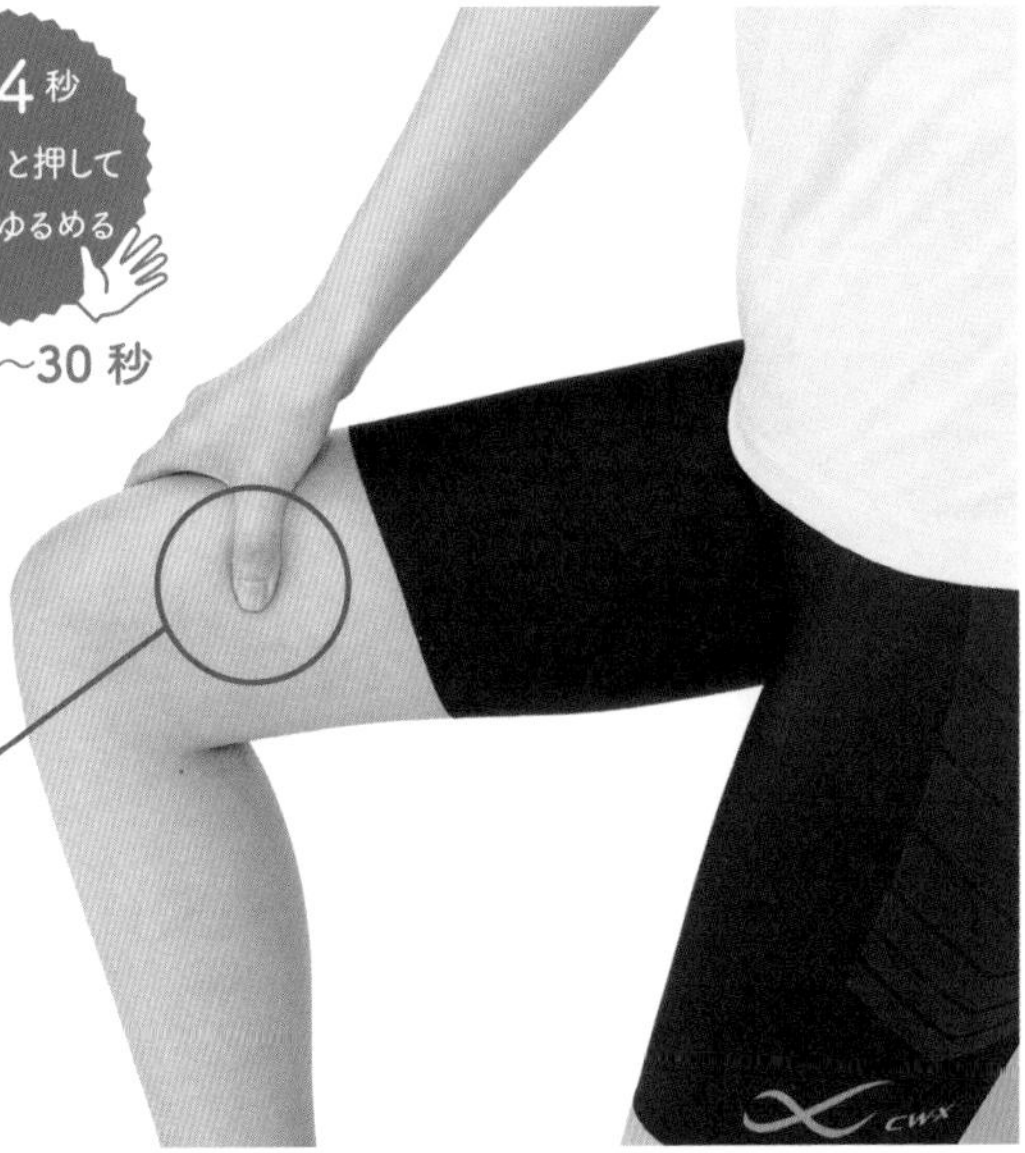

タッチポイント！

ひざの内側から指3本分足のつけ根に寄ったところのあたりを親指で押します（反対側も同様）。

発展

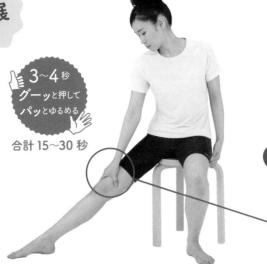

3～4秒
グーッと押して
パッとゆるめる
合計15～30秒

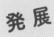

タッチポイント！

イスに浅く座り、足を横に出してひざを伸ばした状態で押します（反対側も同様）。

筋肉はがし
4

太ももの内側②

こんなときに

- ☑ 太ももの内側からひざの内側にかけて痛みがある。
- ☑ 鼠蹊《そけい》部（足のつけ根）にハリや緊張感を感じる。
- ☑ O脚《オーきゃく》（気味）である。
- ☑ 股関節がポキッと鳴ることが多い。

アプローチする筋肉

股関節内転筋群《こかんせつないてんきんぐん》

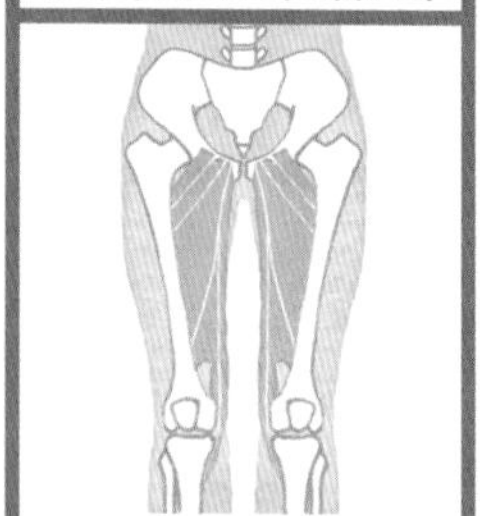

（正面）

アドバイス！

- 足を組んだまま長時間座り続けないようにしましょう。
- 立っているときに不自然な姿勢になっていないか確認しましょう。
- 自転車に乗っているときに不自然な姿勢になっていないか確認しましょう。
- 下半身に過度に負荷がかかる運動や動作は避けましょう。

基本

3〜4秒
グーッと押して
パッとゆるめる
合計15〜30秒

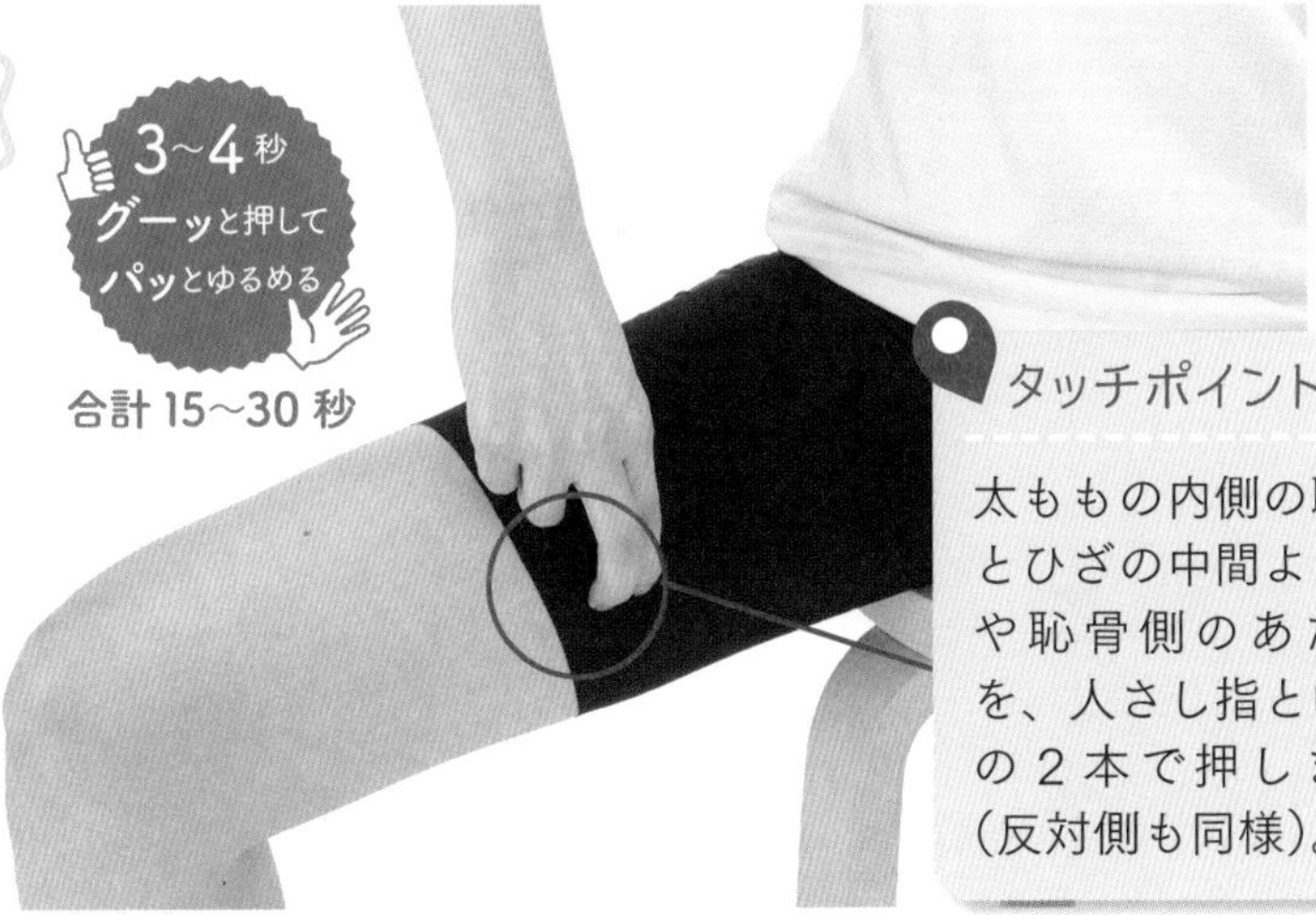

タッチポイント！

太ももの内側の恥骨《ちこつ》とひざの中間よりやや恥骨側のあたりを、人さし指と中指の2本で押します（反対側も同様）。

コレが効く！ 骨に向かって圧迫するように行ないます。

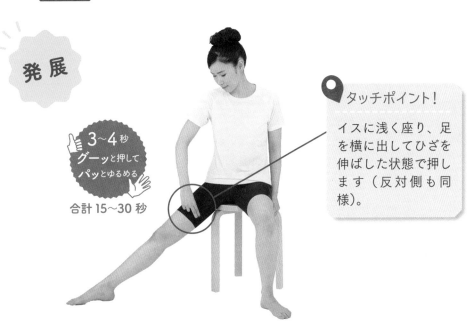

発展

3〜4秒
グーッと押して
パッとゆるめる
合計15〜30秒

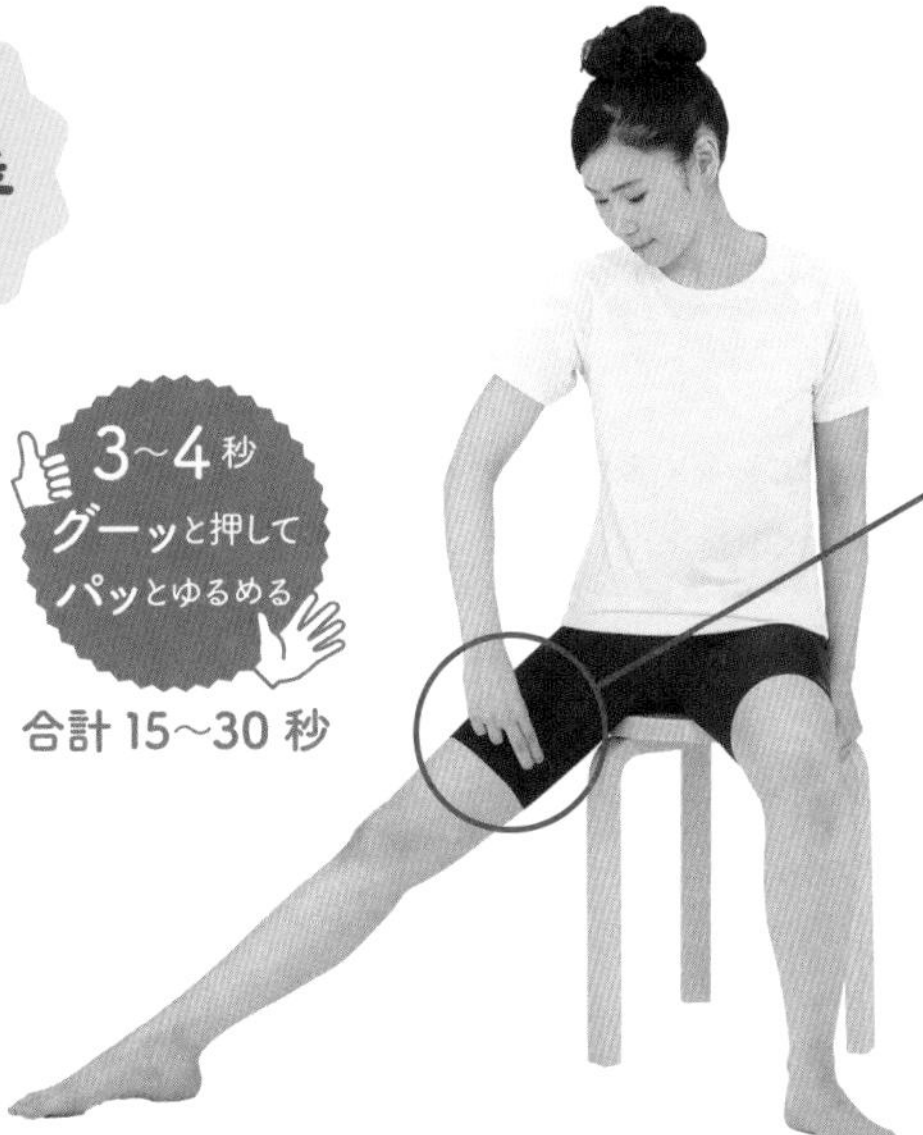

タッチポイント！

イスに浅く座り、足を横に出してひざを伸ばした状態で押します（反対側も同様）。

筋肉はがし
5

太ももの裏側

こんなときに

- ☑太ももの裏側からひざの裏にかけて痛みがある。
- ☑ふくらはぎに痛みがある。
- ☑仰向けに寝たとき、床とひざの間に指が2本以上入るすき間がある（ひざが曲がったまま）。
- ☑歩行時、足を着地するときに痛みがある。

アドバイス！

- イスに長時間座ったり正座をしたりなど、太ももの裏側を長時間圧迫するような動作は避けましょう。
- 無理のない範囲でジョギングやスクワットなどを行ない、お尻の筋肉（大臀筋《だいでんきん》）が衰えないようにしましょう。

アプローチする筋肉

ハムストリングス

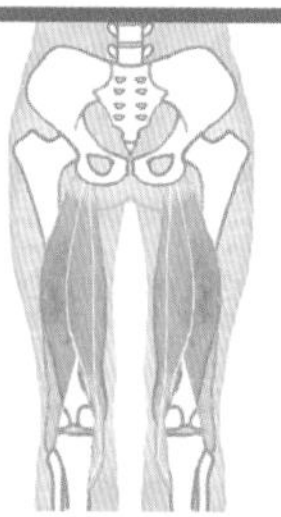

（背面）

基本

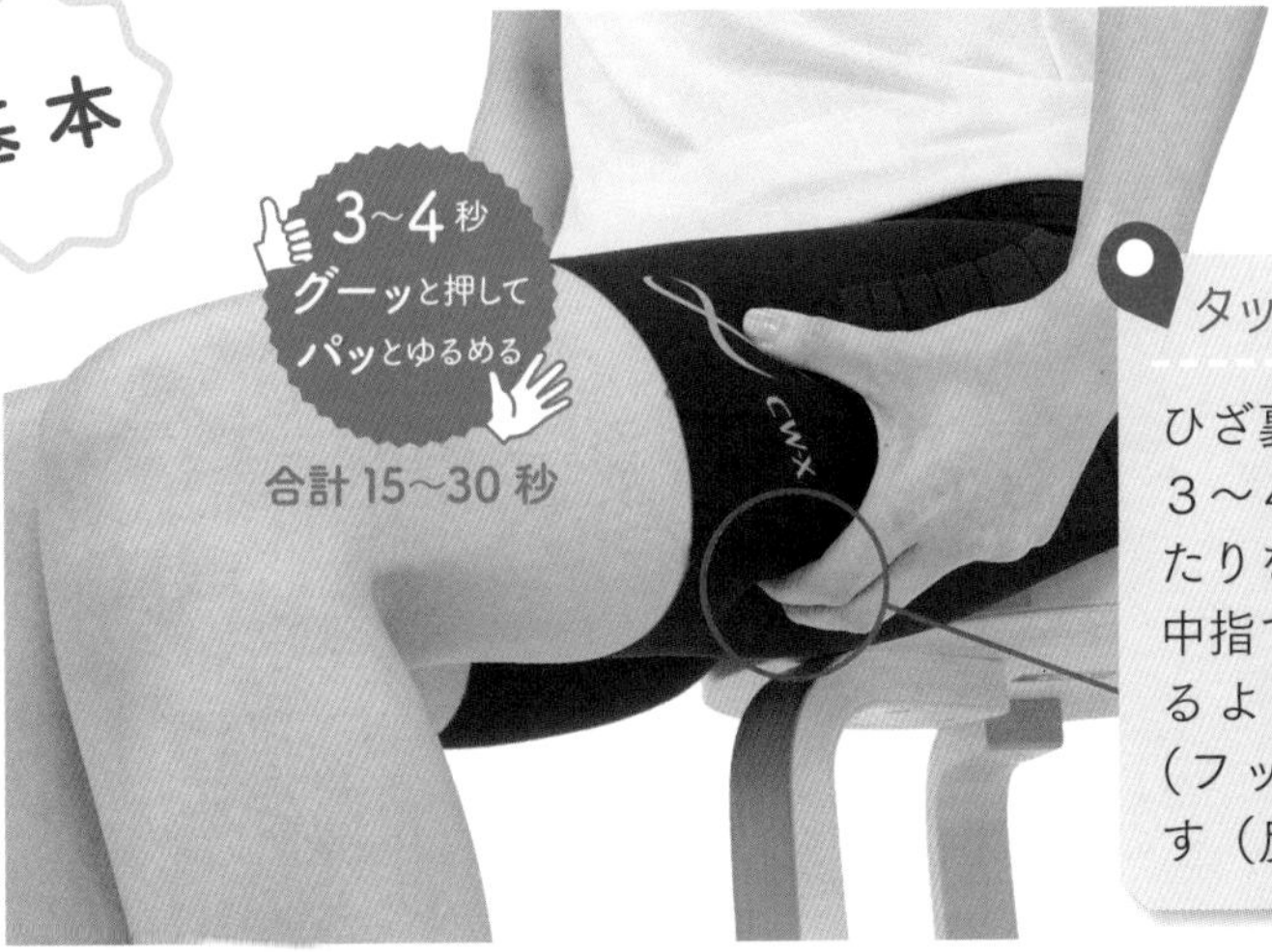

3~4秒
グーッと押して
パッとゆるめる
合計15~30秒

タッチポイント！

ひざ裏の内側から指3～4本のところあたりを、人さし指と中指で引っ張り上げるようなイメージ（フック）で押します（反対側も同様）。

コレが効く！　上側も、親指で同時に押します。

発展

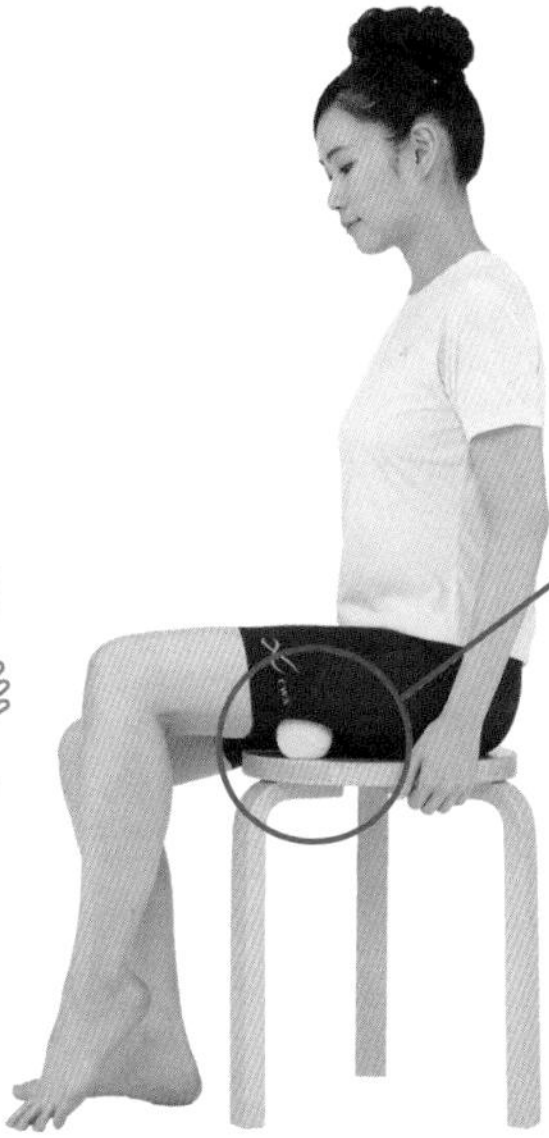

3~4秒
グーッと押して
パッとゆるめる
合計15~30秒

タッチポイント！

イスに座り、硬式テニスボールなどを座面に置いてタッチポイントに当て、体重をかけて押します（反対側も同様）。

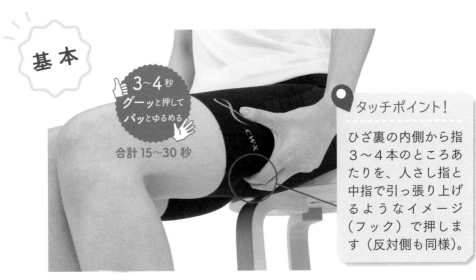

ちょっと
ひと休み

ひざの裏側①

こんなときに

- ☑ 坂道や階段を下りるときにひざが痛む。
- ☑ 立ったり座ったりするときにひざが痛む。
- ☑ 歩くときにひざが痛む。
- ☑ ひざが痛くて正座ができない。

アドバイス！

- できるだけひざに体重をかけないようにしましょう。
- 正座はなるべく避けましょう。
- 無理に階段を上り下りしないようにしましょう。
- 長時間中腰でいるような運動や動作は避けましょう。

アプローチするツボ

委《い》　中《ちゅう》

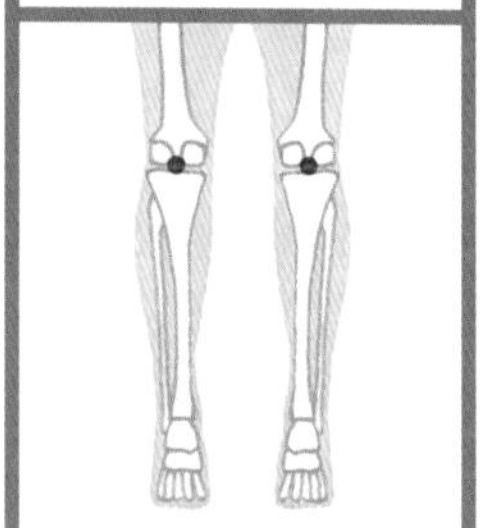

（背面）

基本

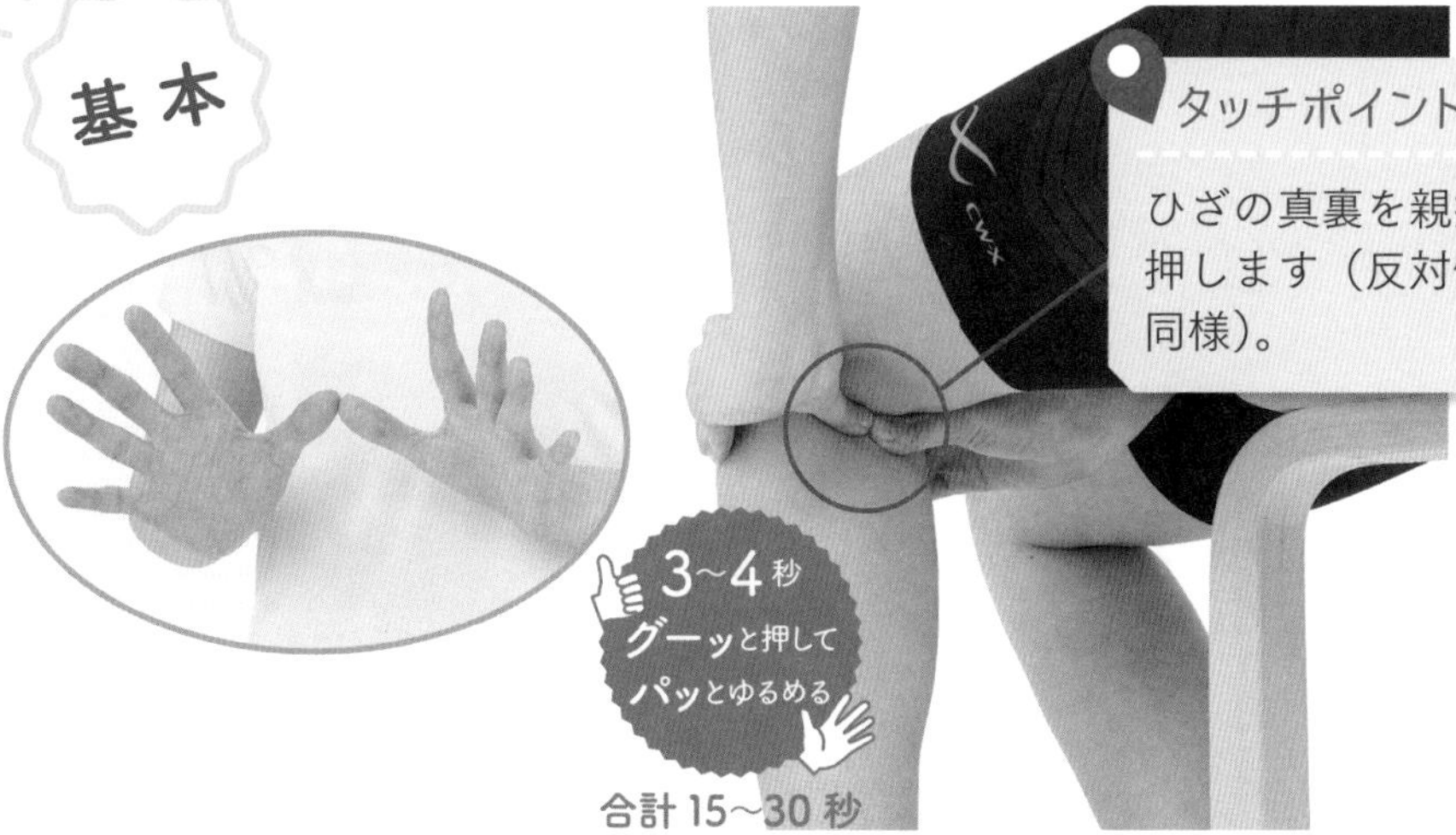
3〜4秒
グーッと押して
パッとゆるめる
合計15〜30秒

タッチポイント!

ひざの真裏を親指で押します（反対側も同様）。

発展

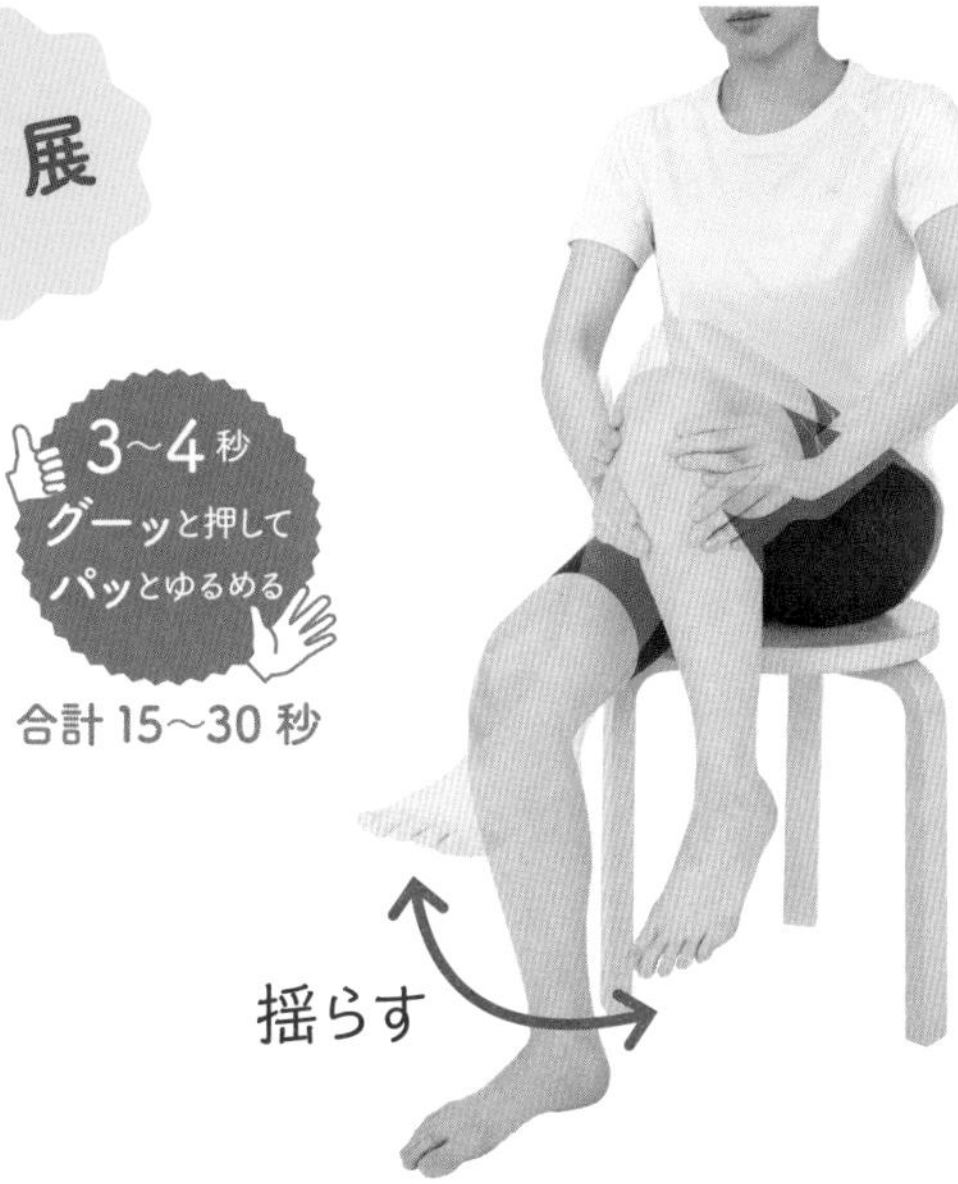
3〜4秒
グーッと押して
パッとゆるめる
合計15〜30秒
揺らす

タッチポイント!

イスに浅く腰かけて、タッチポイントを押しながらひざをブラブラと揺らします（反対側も同様）。

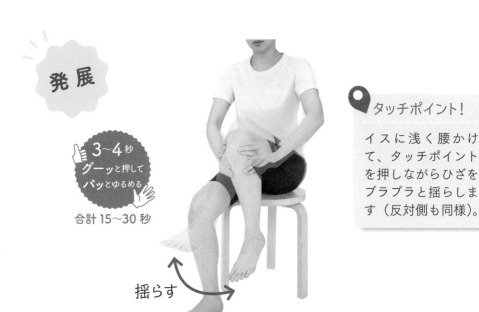

筋肉はがし 6

ひざの裏側②

こんなときに

- ☑ 坂道や階段を下りるときにひざが痛む。
- ☑ 慢性的にひざが痛む。
- ☑ ひざが完全に伸びない。
- ☑ ひざが痛くて正座ができない。
- ☑ ひざにこわばり感がある。

アドバイス！

- できるだけひざに体重をかけないようにしましょう。
- 正座はなるべく避けましょう。
- 無理に階段を上り下りしないようにしましょう。
- 長時間中腰でいるような運動や動作は避けましょう。

アプローチする筋肉

膝窩筋《しっかきん》

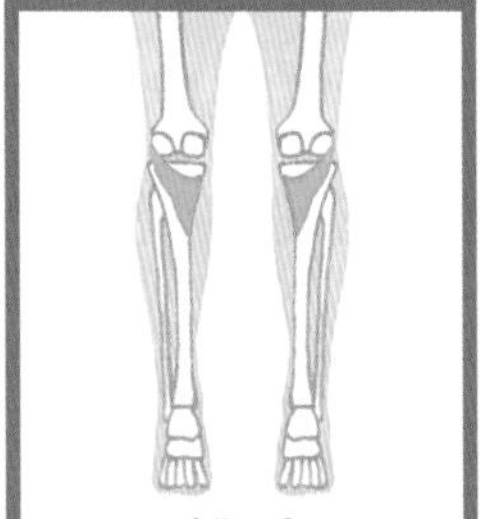

（背面）

基本

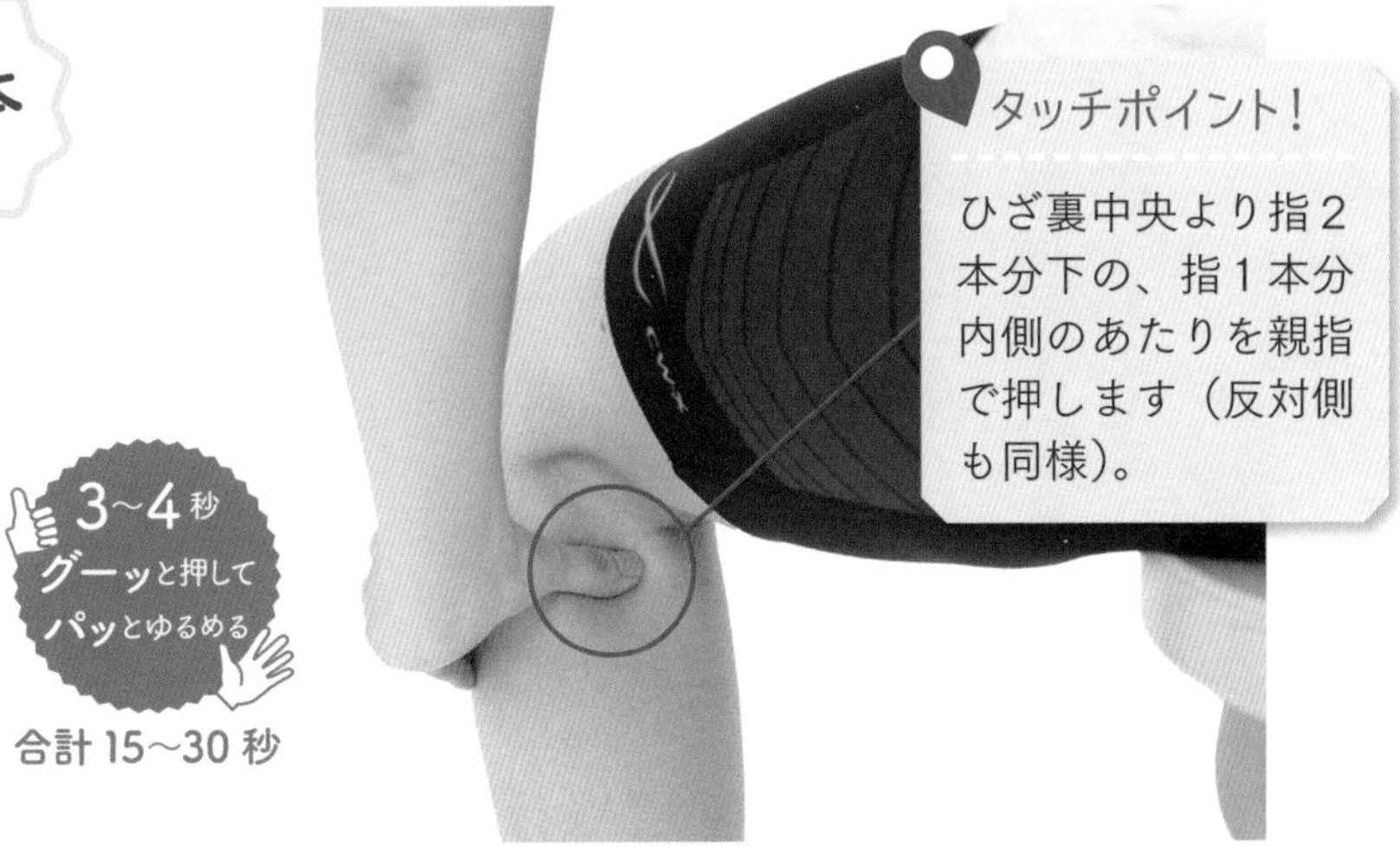
タッチポイント！
ひざ裏中央より指2本分下の、指1本分内側のあたりを親指で押します（反対側も同様）。
3〜4秒
グーッと押して
パッとゆるめる
合計 15〜30 秒

コレが効く！　タッチポイントが深い部分にあることを意識して押します。

発展

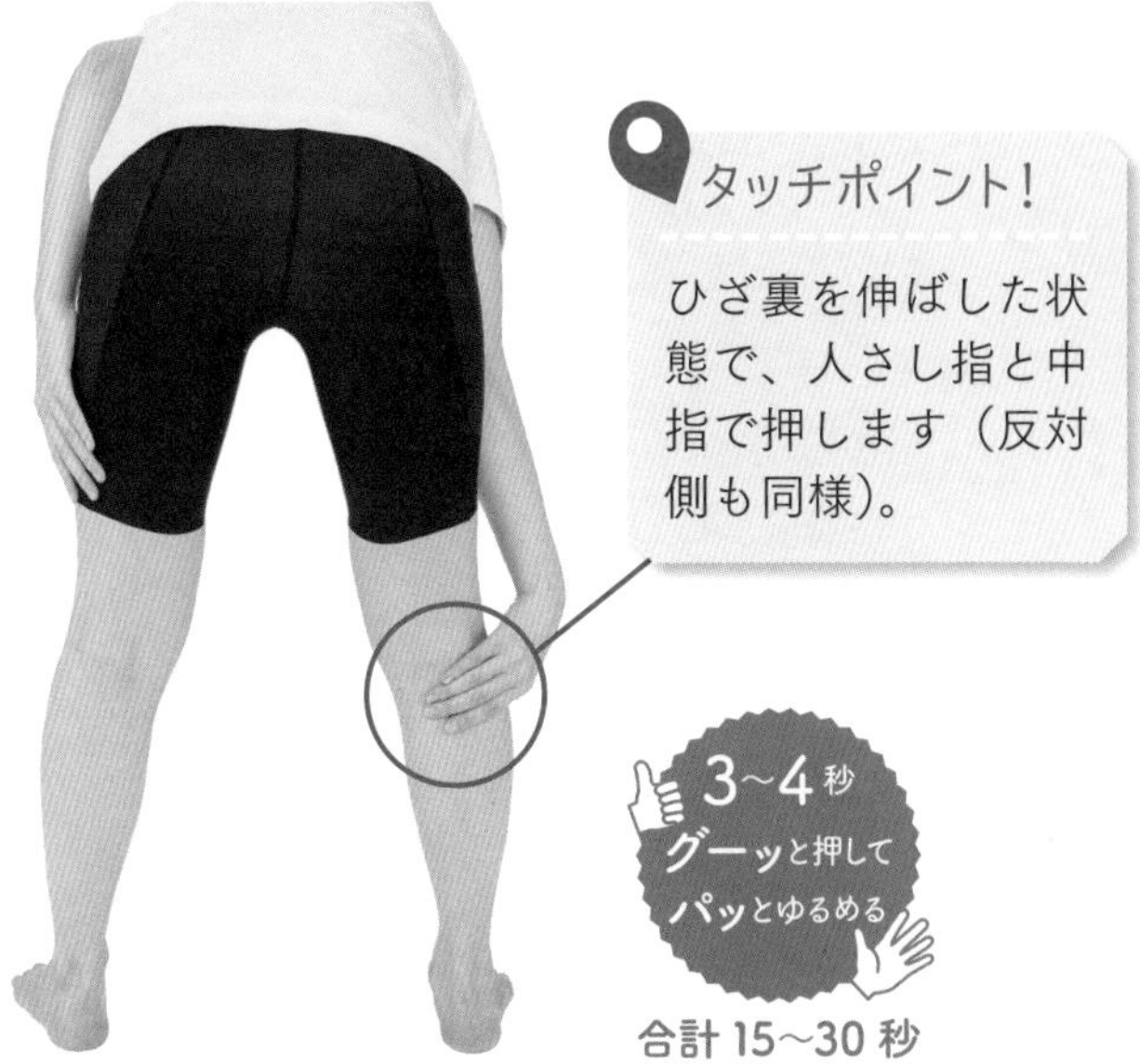
タッチポイント！
ひざ裏を伸ばした状態で、人さし指と中指で押します（反対側も同様）。
3〜4秒
グーッと押して
パッとゆるめる
合計 15〜30 秒

筋肉はがし
7

ふくらはぎ上部

アプローチする筋肉

腓腹筋《ひふくきん》

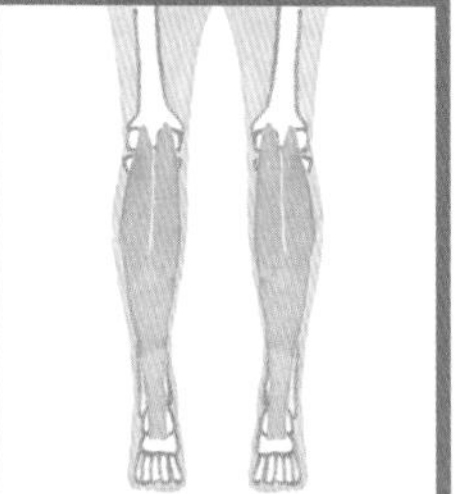

（背面）

こんなときに

- ☑ ひざの裏側やふくらはぎに痛みがある。
- ☑ しばらく歩くと足に痛みやしびれが生じるが、時間が経つとまた歩けるようになる（間欠性《かんけつせい》跛行《はこう》）。
- ☑ こむら返りがよく起きる。
- ☑ 偏平足《へんぺいそく》（気味）である。
- ☑ かかとが高い靴を履くことが多い。

アドバイス！

- かかとが高い靴はできるだけ避けましょう。
- 立っているときの姿勢が前後左右に傾いていないかチェックしましょう。
- ジャンプのような動作はできるだけ避けましょう。
- 自転車のサドルが低すぎる場合は、適切な高さに調節しましょう。

基本

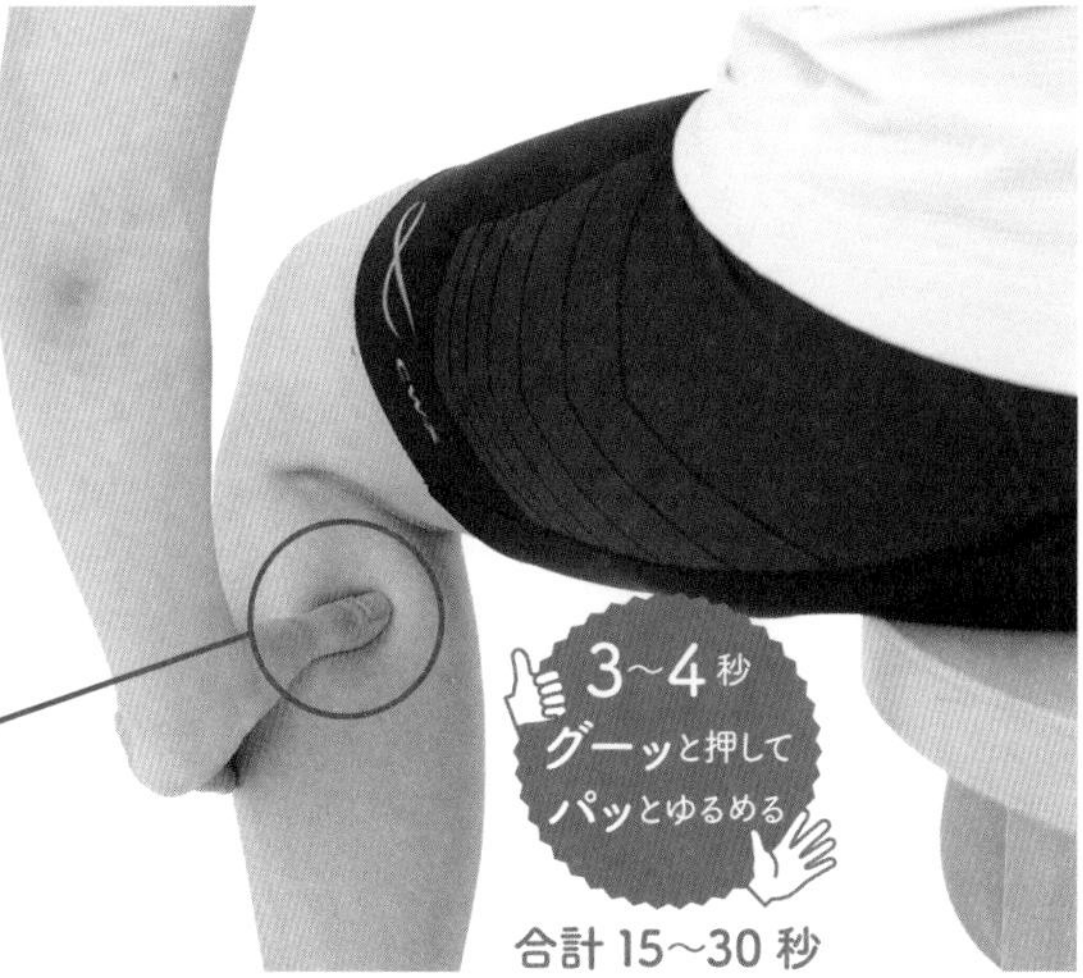
3〜4秒
グーッと押して
パッとゆるめる
合計 15〜30 秒

タッチポイント！

ひざ裏から指5本分下のあたりのふくらはぎを、内側から親指で押します（反対側も同様）。

コレが効く！ ひざを伸ばして押圧《おうあつ》するのも効果的。

発展

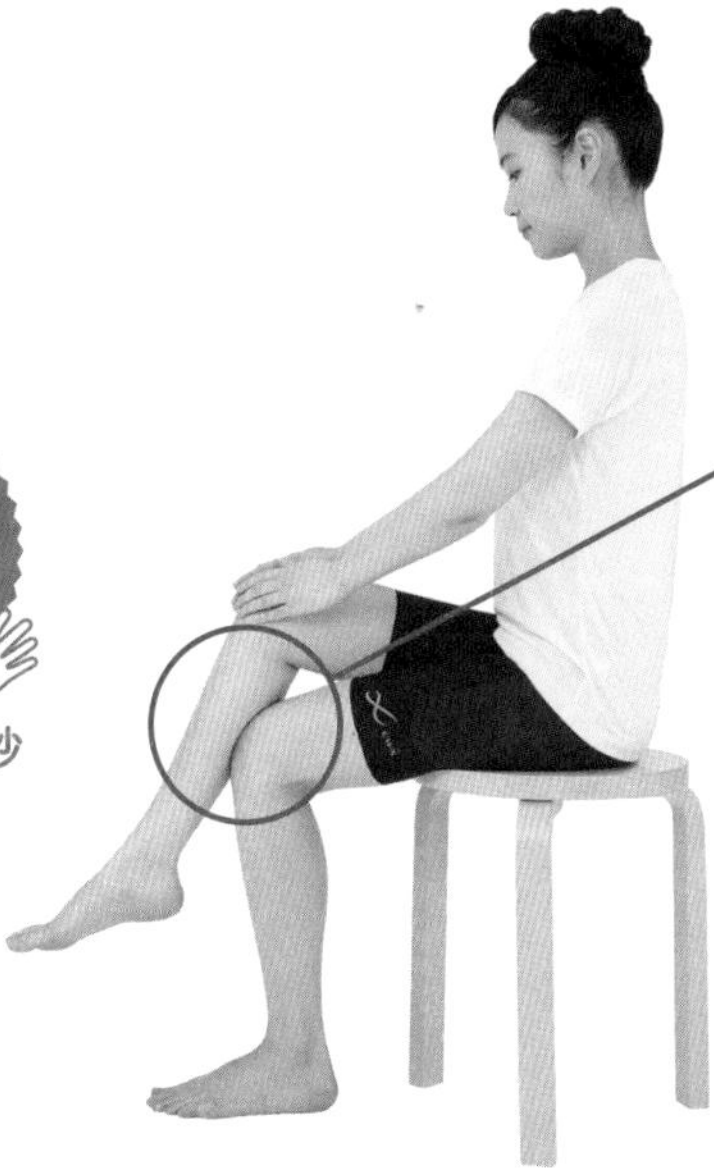
3〜4秒
グーッと押して
パッとゆるめる
合計 15〜30 秒

タッチポイント！

イスに座り、片方のふくらはぎをもう一方のひざに当て、両手で押し付けてタッチポイントを刺激します（反対側も同様）。

筋肉はがし
8

ふくらはぎの横

こんなときに

☑ ふくらはぎ、かかと、ひざ裏に痛みがある。
☑ かかとが高い靴を履くことが多い。
☑ 坂や階段を上るときにふくらはぎの深部に痛みがある。
☑ 足首周辺にむくみがある。
☑ 足の冷えがひどい。

アドバイス！

◐ 坂や階段を無理に上らないようにしましょう。
◐ かかとの高い靴はできるだけ避けましょう。
◐ 長時間立ち続けないようにしましょう。
◐ ひざ下から足先が冷えないよう予防しましょう。

アプローチする筋肉

ヒラメ筋

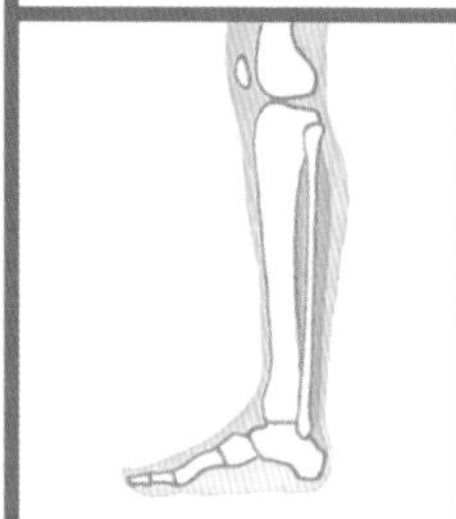

（側面）

基本

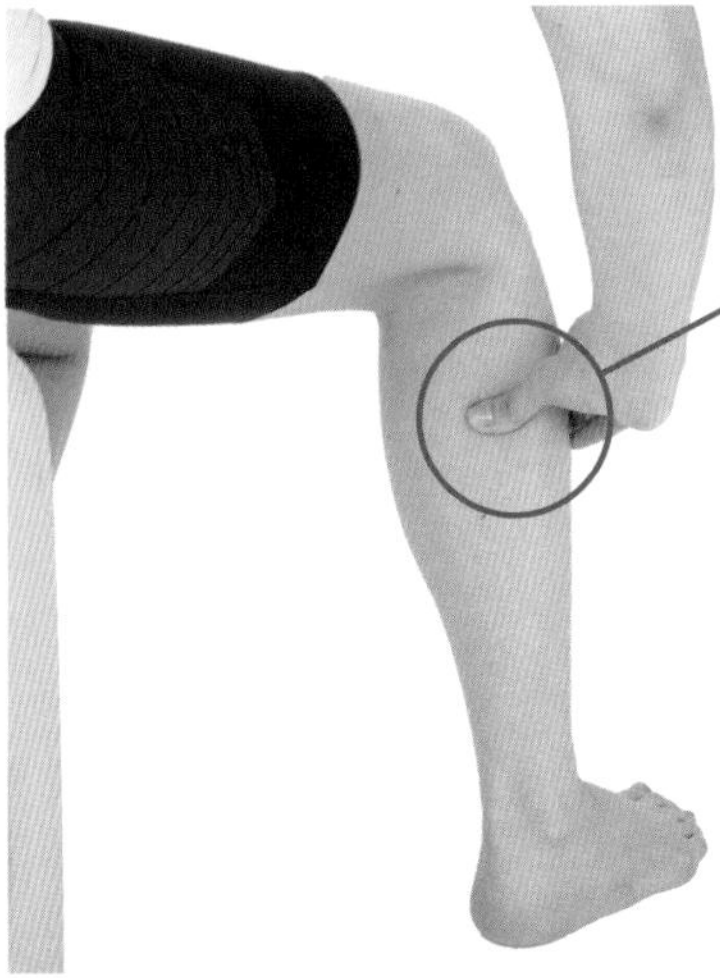

タッチポイント！

ひざ裏外側から指5本分下のあたりを、親指で押します（反対側も同様）。

3～4秒
グーッと押して
パッとゆるめる
合計15～30秒

コレが効く！ ヒラメ筋はふくらはぎの深部にあるので、骨のきわから押圧《おうあつ》します。

発展

3～4秒
グーッと押して
パッとゆるめる
合計15～30秒

タッチポイント！

仰向けに寝て、タッチポイントをもう一方のひざに乗せて押します（反対側も同様）。

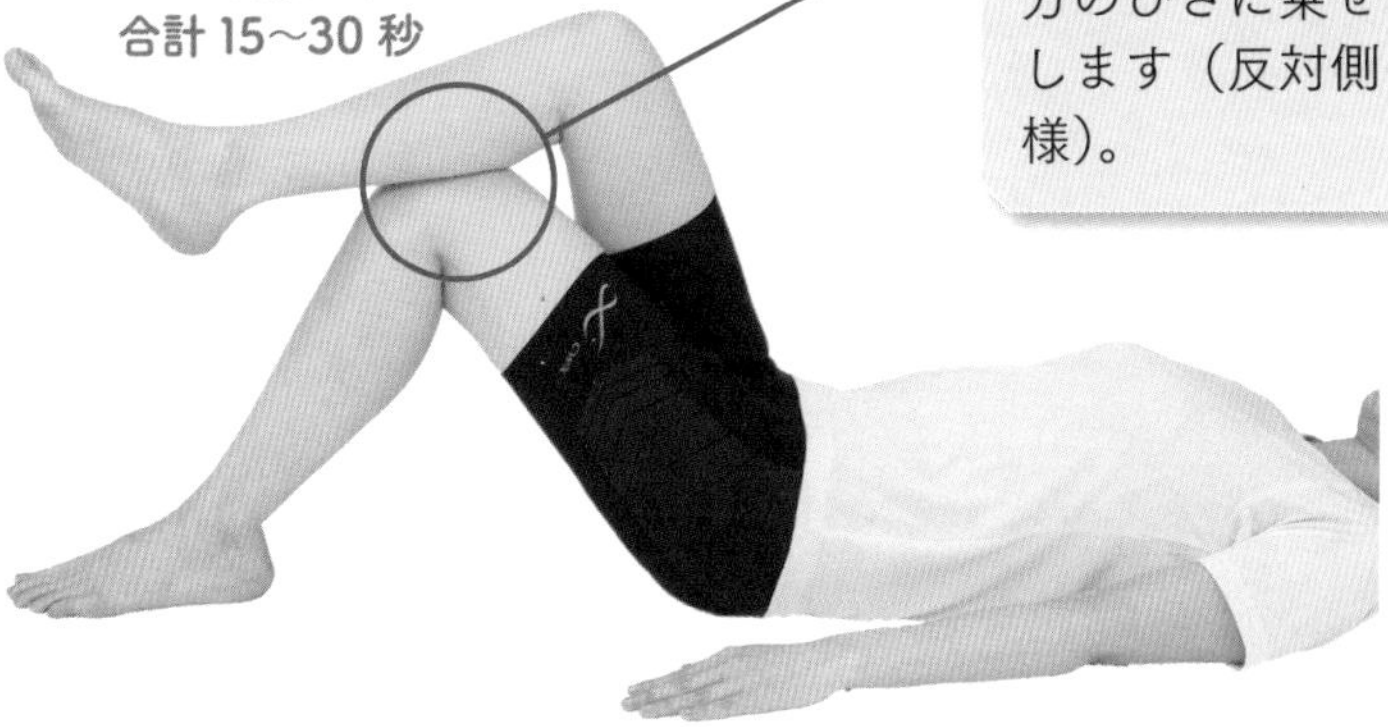

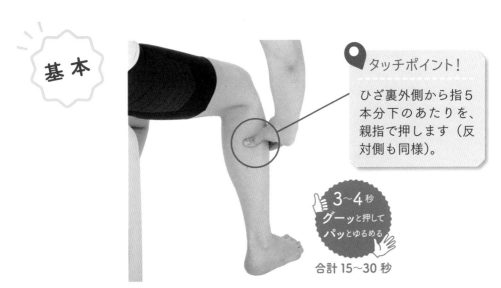

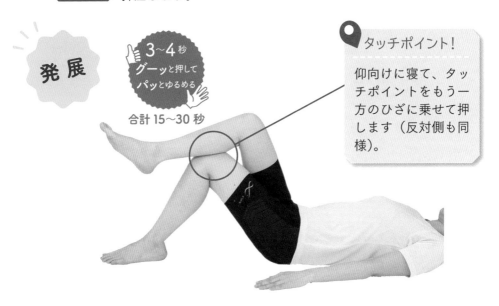

筋肉はがし
9

ふくらはぎ中部

こんなときに

☑ 歩くときに足に痛みがある。
☑ ふくらはぎやかかとに痛みがある。
☑ 足がつりやすい。
☑ 足の指を伸ばしたり開いたりするのがつらい。

アプローチする筋肉
後脛骨筋《こうけいこつきん》

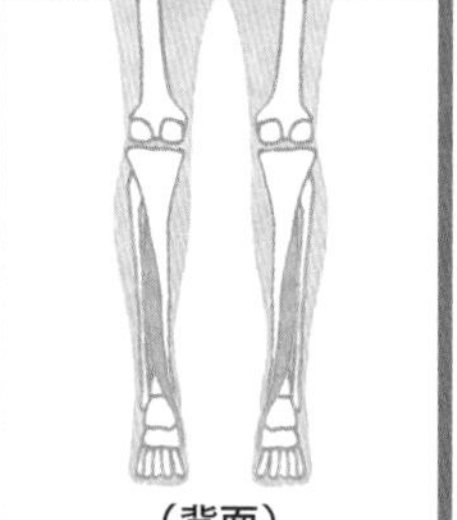

（背面）

アドバイス！

◐ 足のサイズに合った靴を履きましょう。
◐ かかとが高い靴はできるだけ避けましょう。
◐ 傾斜や凹凸など不安定なところを歩くような動作は避けましょう。
◐ 足首が不安定にならないようサポーターを利用しましょう。

基本

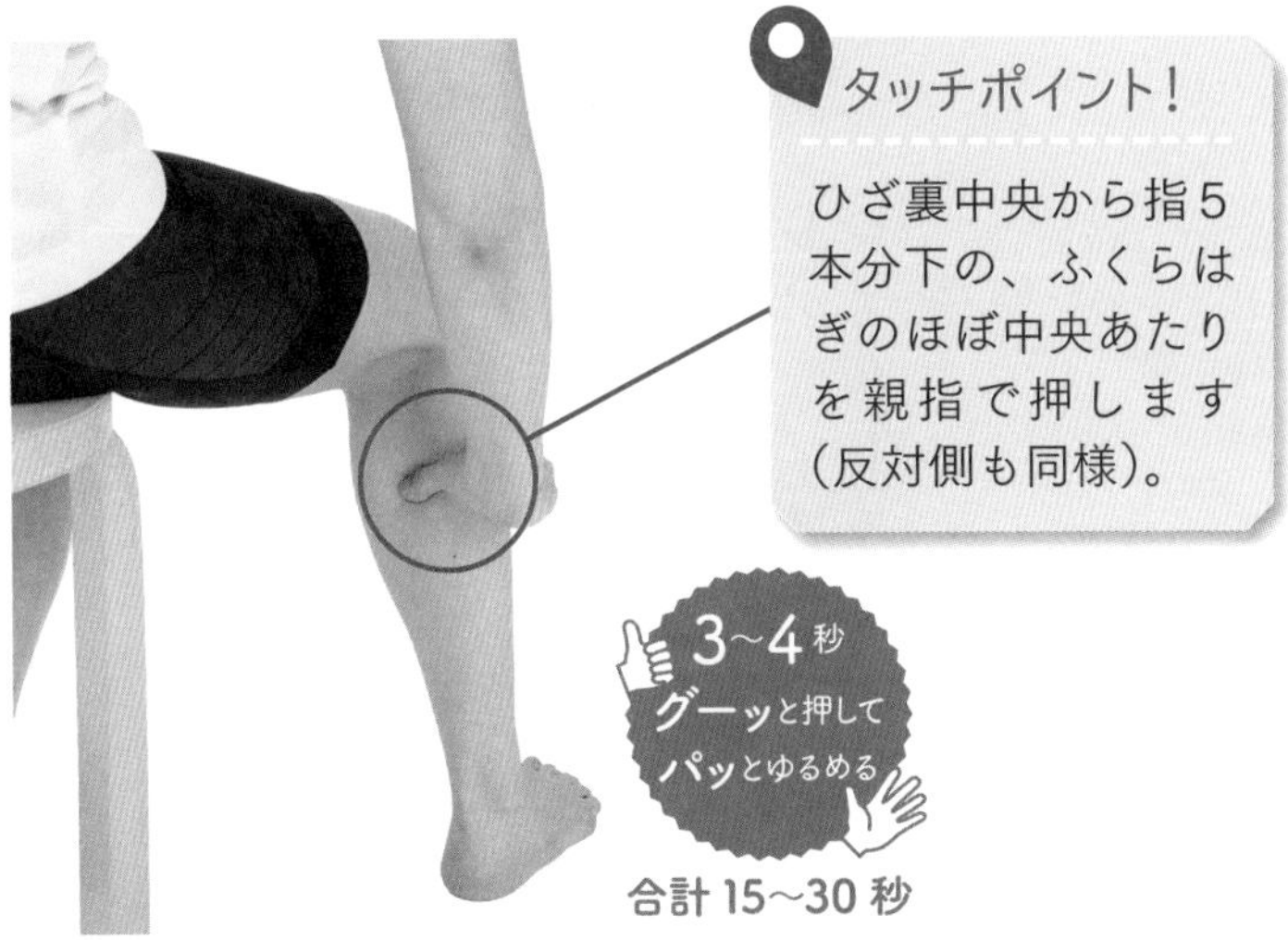
タッチポイント!
ひざ裏中央から指5本分下の、ふくらはぎのほぼ中央あたりを親指で押します（反対側も同様）。
3〜4秒
グーッと押して
パッとゆるめる
合計15〜30秒

コレが効く! タッチポイントが深い部分にあることを意識して押します。

発展

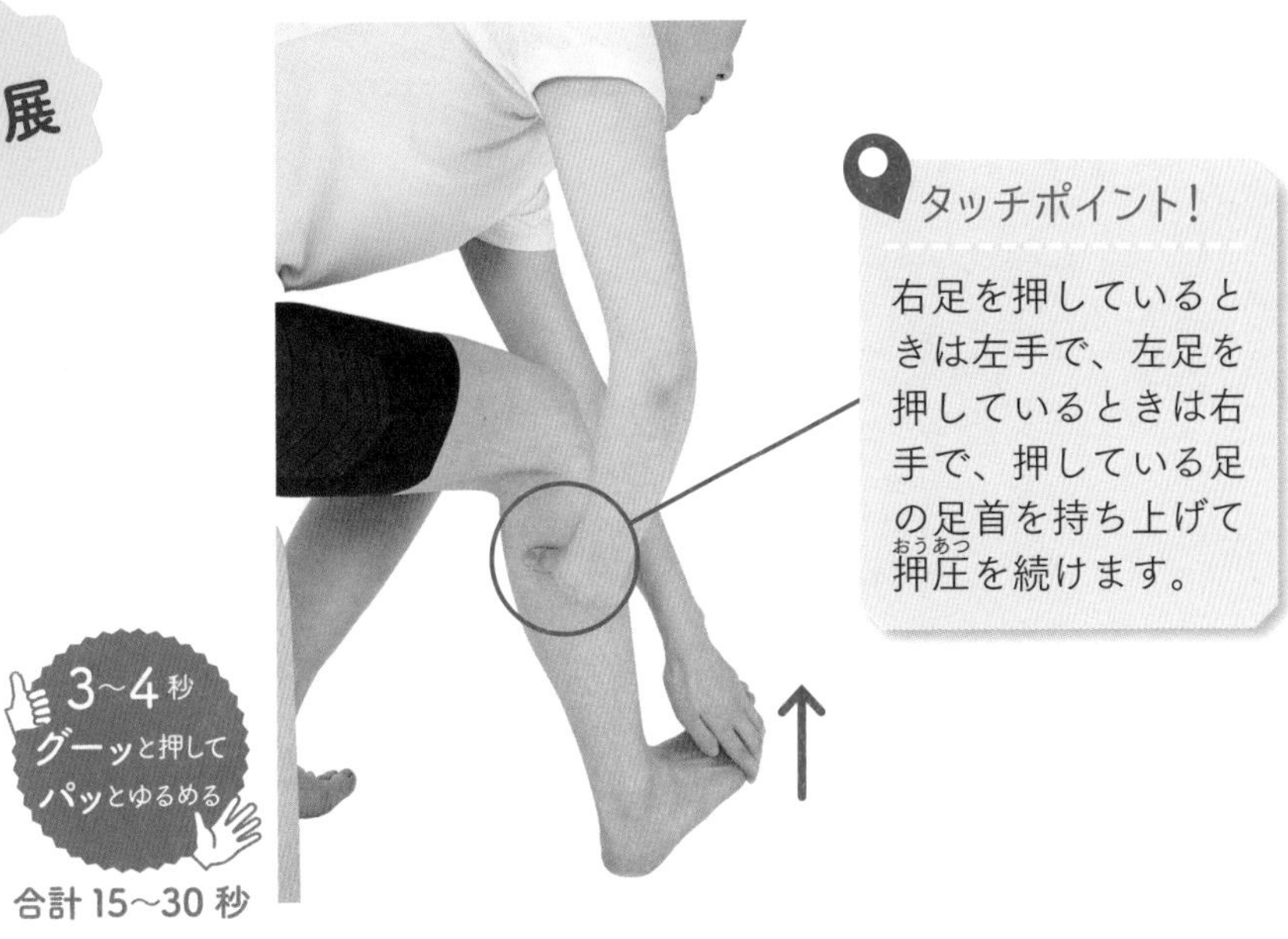
タッチポイント!
右足を押しているときは左手で、左足を押しているときは右手で、押している足の足首を持ち上げて押圧《おうあつ》を続けます。
3〜4秒
グーッと押して
パッとゆるめる
合計15〜30秒

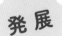

筋肉はがし
10

ふくらはぎの外側

こんなときに

☑ 片足立ちができない。
☑ 足首をよく捻挫《ねんざ》する。
☑ 足の指にタコやイボがある。
☑ ふくらはぎに長期間ギプスをしていたことがある。

アプローチする筋肉
腓骨筋《ひこつきん》

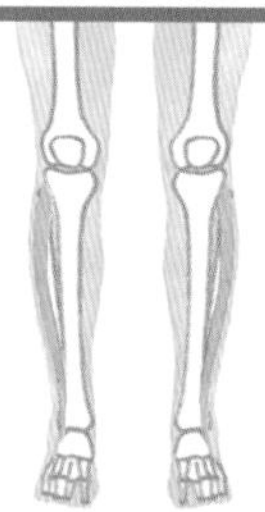
（正面）

アドバイス！

◑ 無理なウォーキングやジョギングは控えましょう。
◑ 坂や階段を無理に上らないようにしましょう。
◑ かかとが高い靴はできるだけ避けましょう。
◑ 足首が不安定にならないようサポーターを利用しましょう。

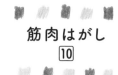

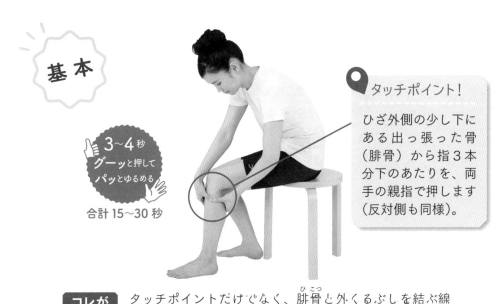

基本

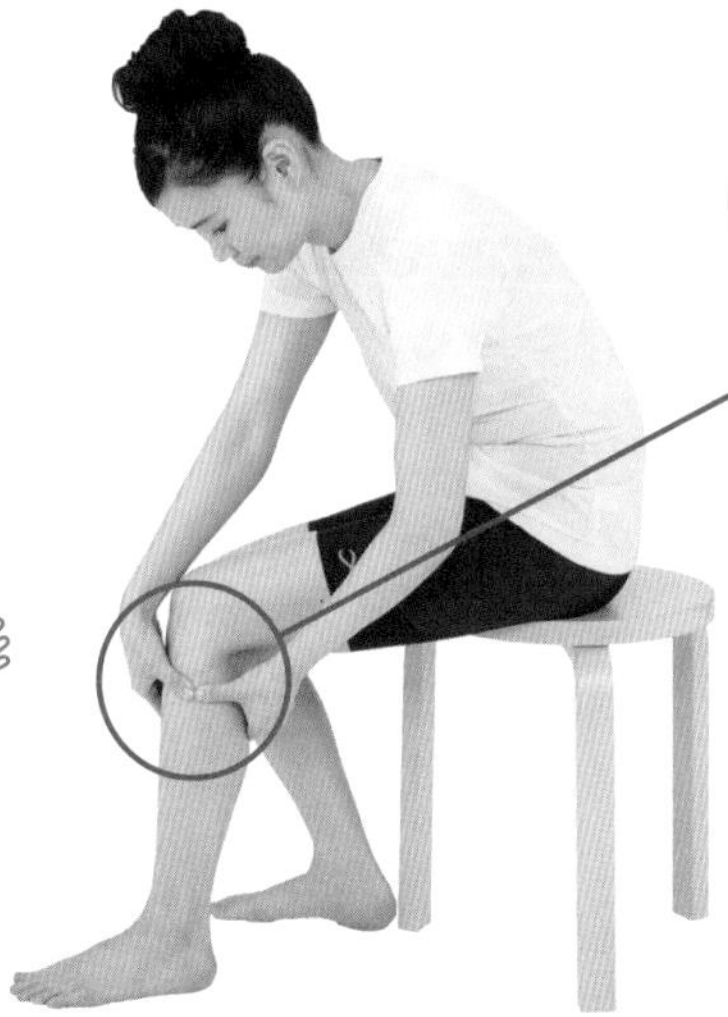

3～4秒
グーッと押して
パッとゆるめる
合計 15～30 秒

タッチポイント！

ひざ外側の少し下にある出っ張った骨（腓骨）から指３本分下のあたりを、両手の親指で押します（反対側も同様）。

コレが効く！ タッチポイントだけでなく、腓骨《ひこつ》と外くるぶしを結ぶ線上を順に押します。

発展

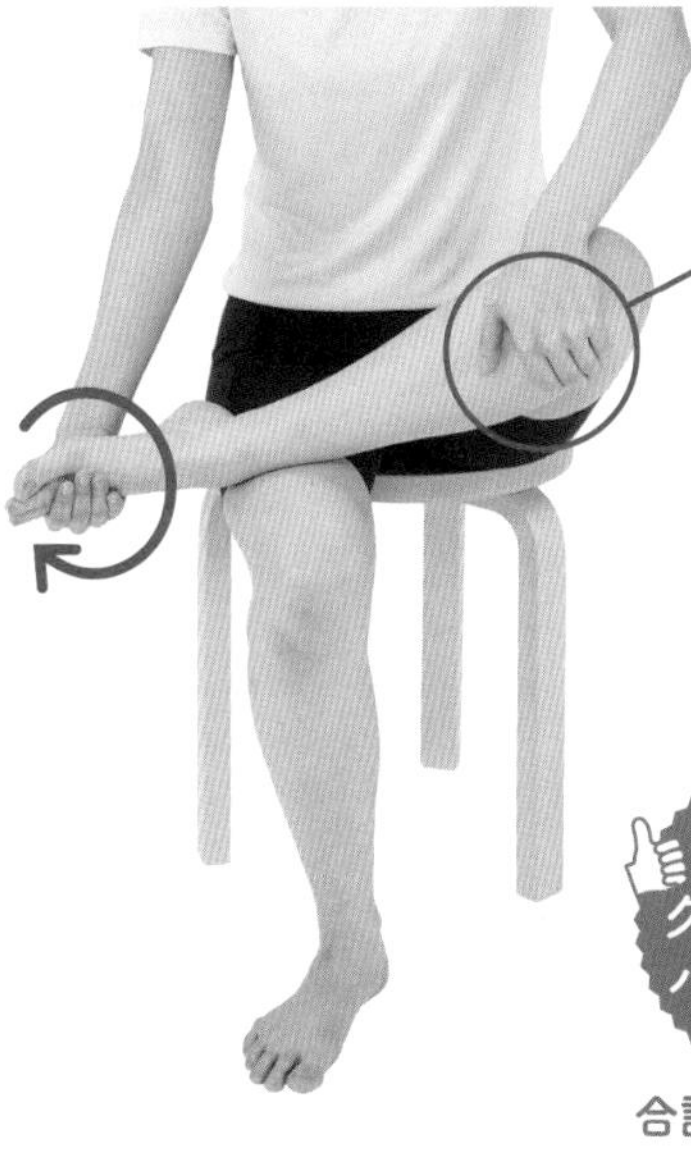

タッチポイント！

右足を押しているときは左手で、左足を押しているときは右手で足首をひねった状態で、押圧《おうあつ》を続けます。

3～4秒
グーッと押して
パッとゆるめる
合計 15～30 秒

筋肉はがし
11

向こうずね①

こんなときに

- ☑歩いているときによくつまずく。
- ☑足をひきずっている。
- ☑山道などデコボコした道を歩くことが多い。
- ☑足の親指が痛風のように痛い。
- ☑ジョギング愛好者である。

アドバイス！

- 自動車の運転やピアノ演奏のペダリングのような、つま先を引き上げる運動や動作を長時間行なうことは避けましょう。
- 歩いているときに不自然な動きや傾きなどがないか確認してみましょう。
- 無理なウォーキングやジョギングは控えましょう。

アプローチする筋肉

前脛骨筋《ぜんけいこつきん》

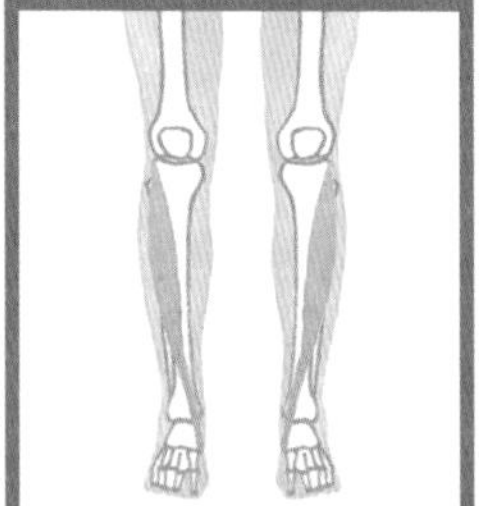

（正面）

PHPアンケートカード

PHP の商品をお求めいただきありがとうございます。
あなたの感想をぜひお聞かせください。

お買い上げいただいた本の題名は何ですか。

どこで購入されましたか。

ご購入された理由を教えてください。（複数回答可）

1　テーマ・内容　2　題名　3　作者　4　おすすめされた　5　表紙のデザイン
6　その他（　　　　　　　　　　　　　　　　　　　　　　　　　）

ご購入いただいていかがでしたか。

1　とてもよかった　2　よかった　3　ふつう　4　よくなかった　5　残念だった

ご感想などをご自由にお書きください。

あなたが今、欲しいと思う本のテーマや題名を教えてください。

郵便はがき

料金受取人払郵便

京都中央局
承　認

4719

差出有効期間
2024年2月21日
まで

（切手は不要です）

601-8790

205

京都市南区西九条
北ノ内町十一

PHP研究所
家庭教育普及部
お客様アンケート係　行

1060

ご住所 □□□-□□□□	
TEL：	
お名前	ご年齢　　歳
メールアドレス	@

今後、PHPから各種ご案内やアンケートのお願いをお送りしてもよろしいでしょうか？　□ NO
チェック無しの方はご了解頂いたと判断させて頂きます。あしからずご了承ください。

<個人情報の取り扱いについて>
ご記入頂いたアンケートは、商品の企画や各種ご案内に利用し、その目的以外の利用はいたしません。なお、頂いたご意見はパンフレット等に無記名にて掲載させて頂く場合もあります。この件のお問い合わせにつきましては下記までご連絡ください。（PHP研究所　家庭教育普及部　TEL.075-681-8554　FAX.050-3606-4468）

基本

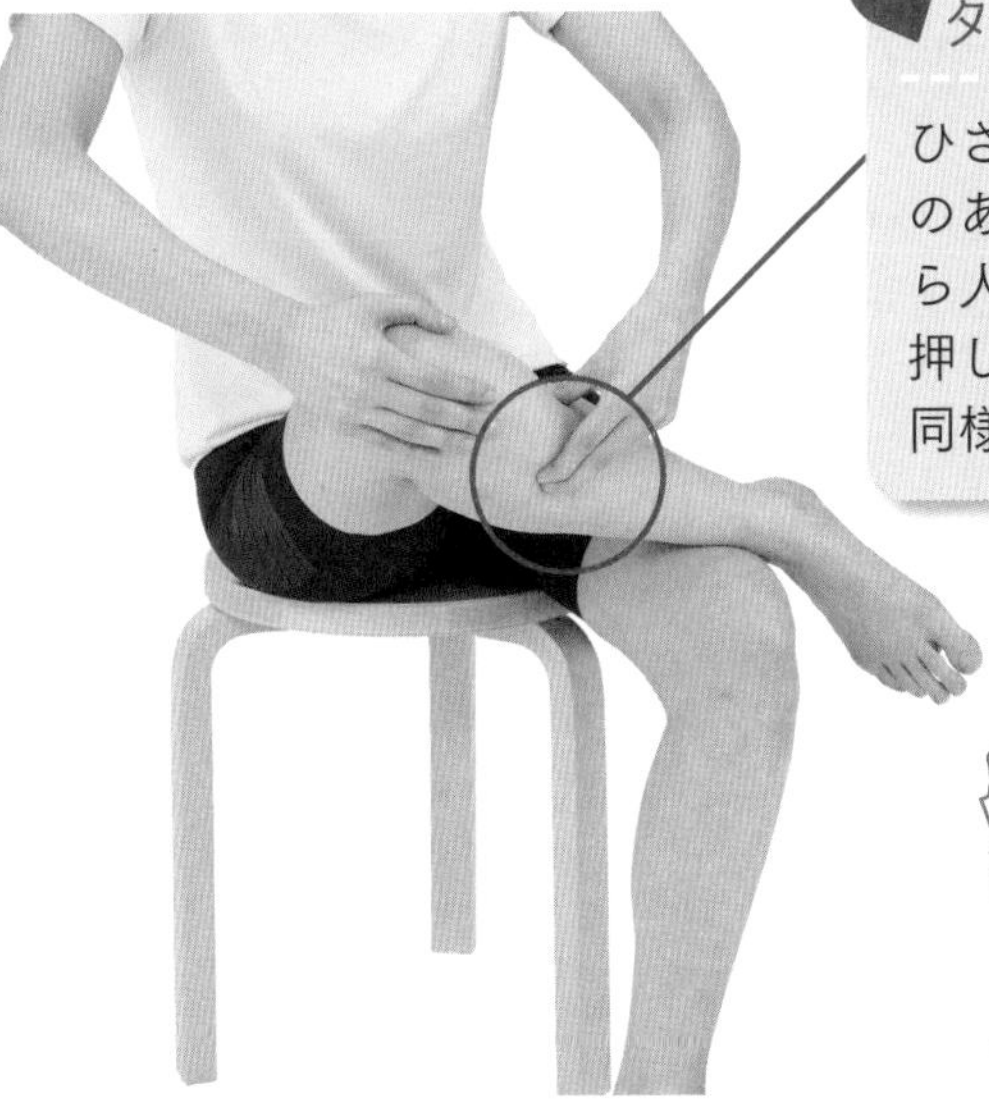

タッチポイント！

ひざから指4本分下のあたりを、外側から人さし指と中指で押します（反対側も同様）。

3～4秒 グーッと押して パッとゆるめる

合計15～30秒

発展

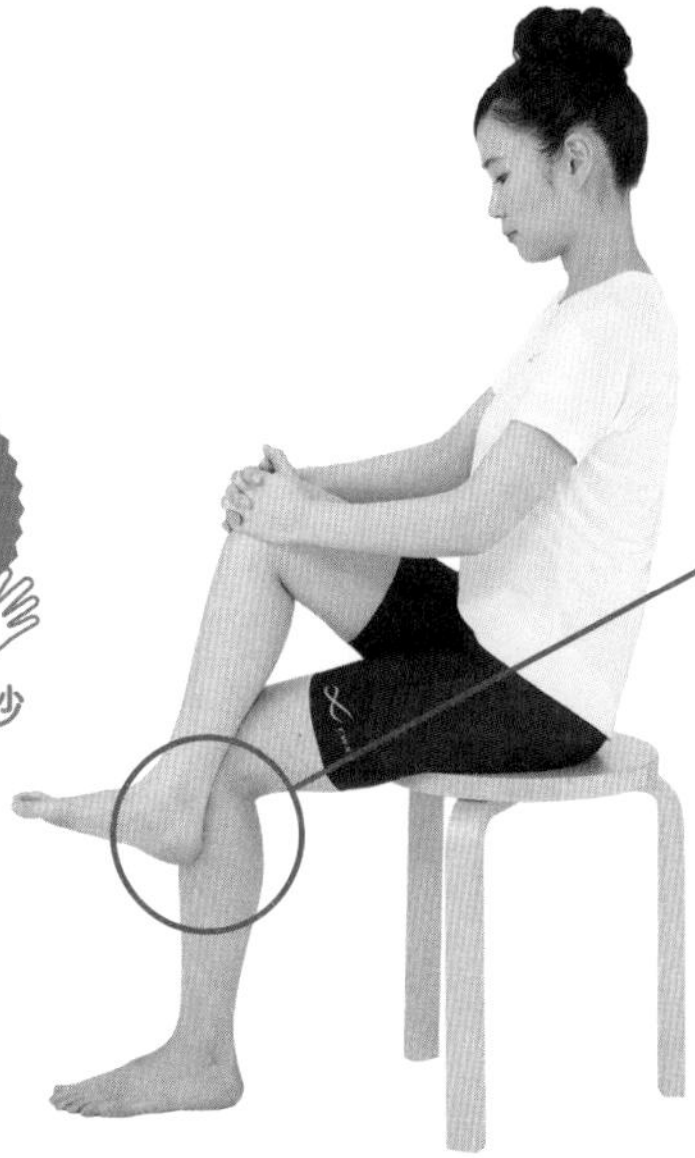

タッチポイント！

イスに座り、向こうずねのタッチポイントを、もう一方のかかとで押します。両手を添えて押し込むほうの足を安定させます（反対側も同様）。

3～4秒 グーッと押して パッとゆるめる

合計15～30秒

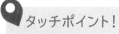

筋肉はがし 12

向こうずね②

こんなときに

- ☑ 足の甲に痛みがある。
- ☑ 足の親指を動かすのがつらい。
- ☑ 歩いているときによくつまずく。
- ☑ 足をひきずっている。
- ☑ こむら返りがよく起きる。

アドバイス！

- 足のサイズに合った靴を履きましょう。
- 歩いているときに不自然な動きや傾きなどがないか確認してみましょう。
- 無理な早歩きは避けましょう。
- 自動車などを運転するときに不自然な姿勢になっていないか確認しましょう。

アプローチする筋肉

長《ちょう》母《ぼ》趾《し》伸筋《しんきん》

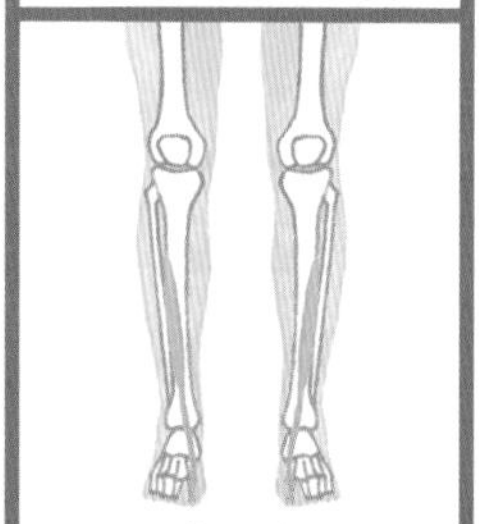

（正面）

基本

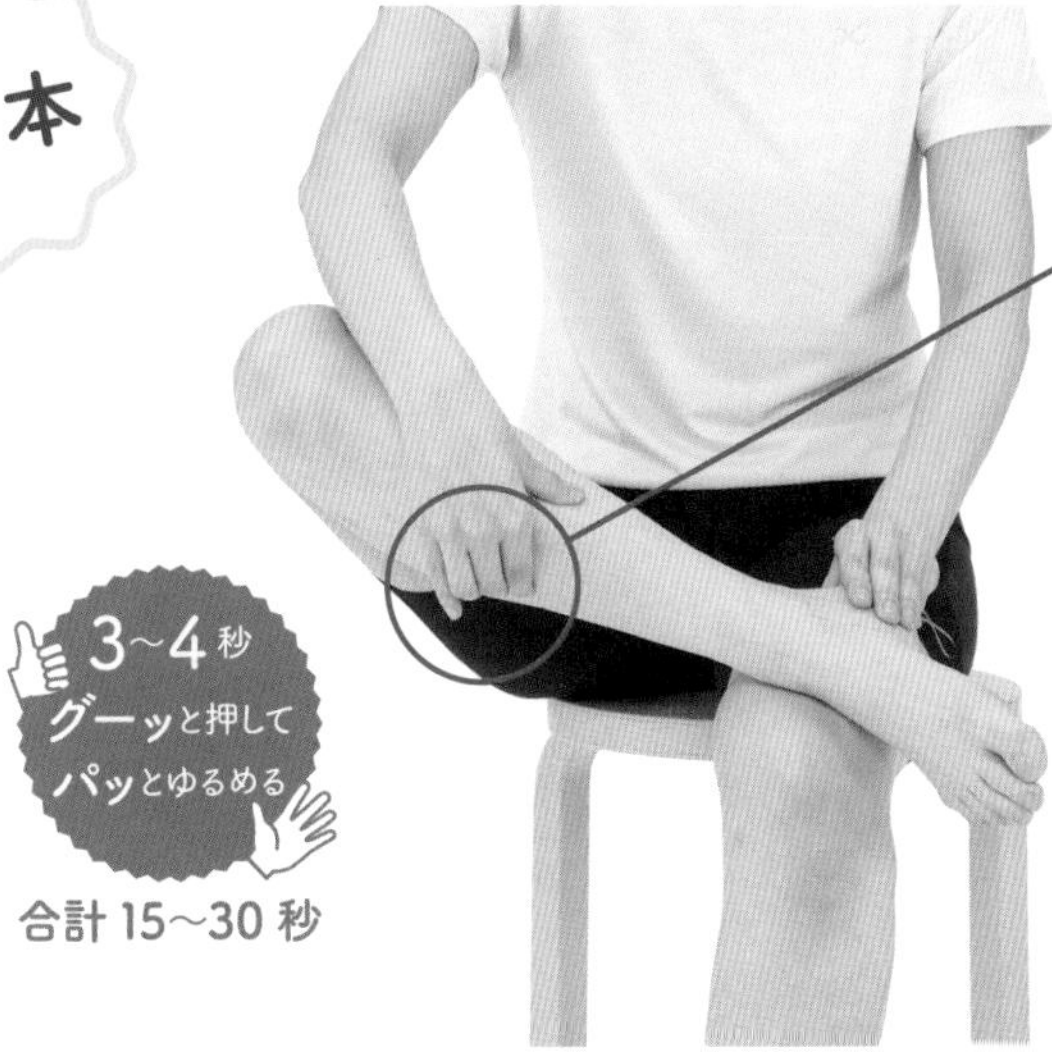
3〜4秒
グーッと押して
パッとゆるめる
合計 15〜30 秒

タッチポイント！

ひざの外側と外くるぶしの中間点あたりを、人さし指と中指で押します（反対側も同様）。

コレが効く！　骨に向かって押します。

発展

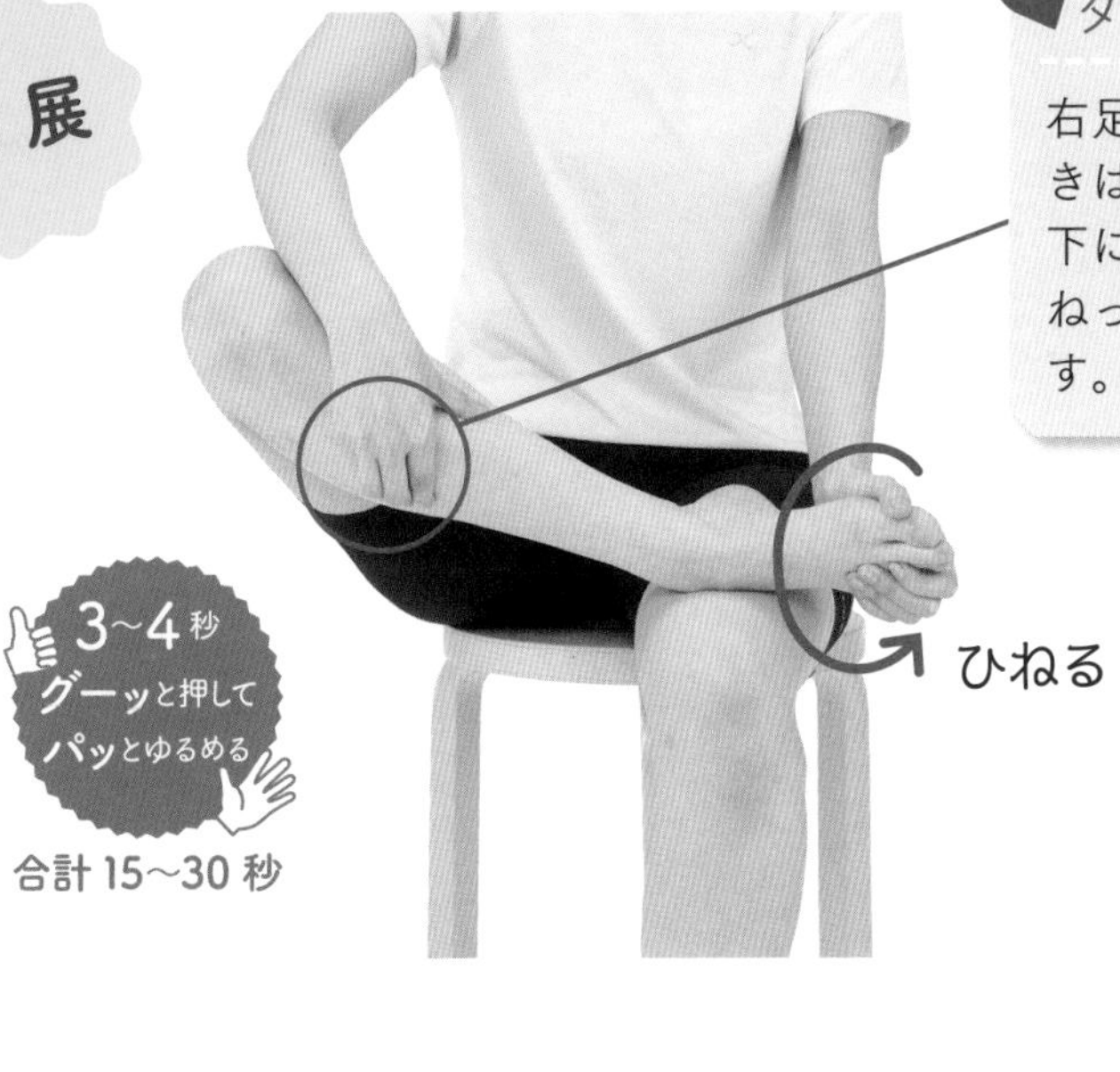
ひねる
3〜4秒
グーッと押して
パッとゆるめる
合計 15〜30 秒

タッチポイント！

右足を押しているときは、左手で親指を下に向け、足首をひねった状態で押します。

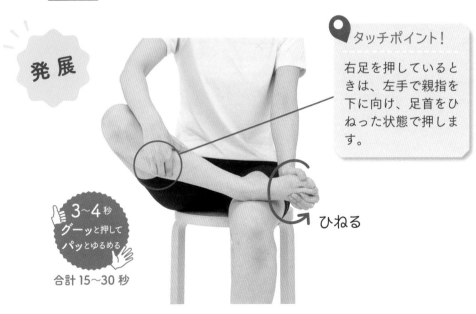

仕上げ

仙骨《せんこつ》メンテナンス

アプローチするツボ

次髎《じりょう》

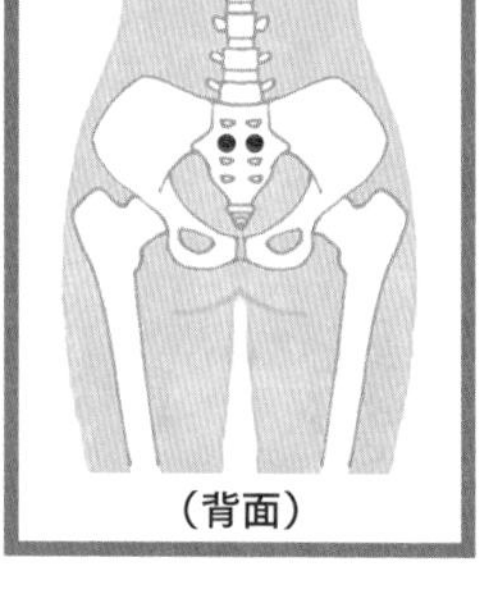

（背面）

ひざの痛みには、足や下半身だけでなく、「姿勢」が大きな影響を及ぼしていることとは、先に説明した通りです。座りっぱなし、立ちっぱなしの姿勢や、スマホ・タブレットの長時間の凝視、不自然な歩き方などが、ひざの痛みの原因になっています。いずれも姿勢がよくないことで筋肉が硬くなり、血行不良を起こして、痛みが生じます。

ここまで、足を中心に「筋肉はがし」を行なってきましたが、最後に仙骨《せんこつ》（骨盤）のメンテナンスをすることで、体全体のバランスを調整し、仕上げとします。

骨盤のいちばん高い部分から指5本分ほど下にたどり、背骨の中心から指2本分ずつ外側にある「次髎《じりょう》」というツボを親指で押します。

基本

6~8回

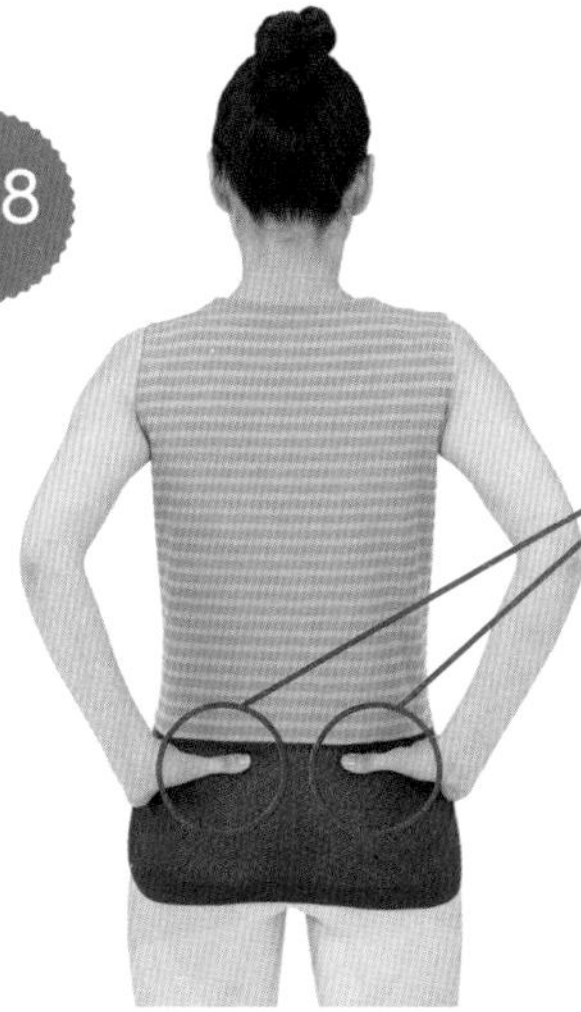

タッチポイント!

口から息を吐きながらゆっくりと少し強めに親指で押圧《おうあつ》。鼻から息を吸いながらゆっくりとゆるめます。

コレが効く!　左右同時に6〜8回。

発展

6~8回

タッチポイント!

タッチポイントを押しながら、腰を前後に動かします。

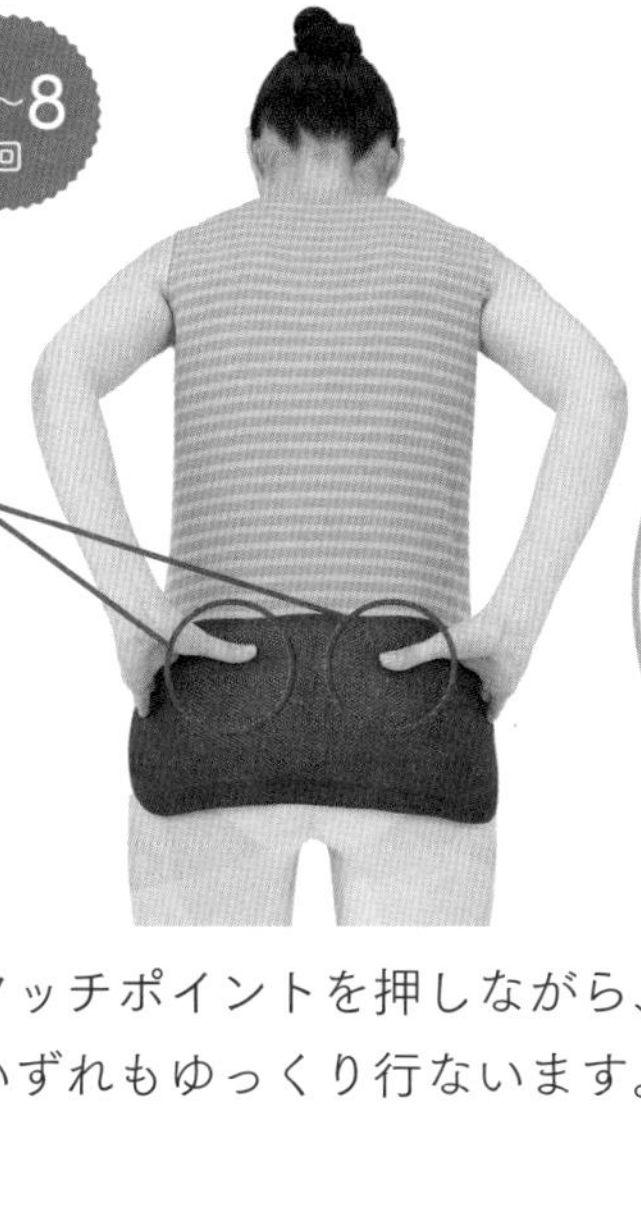

左右にも動かします。

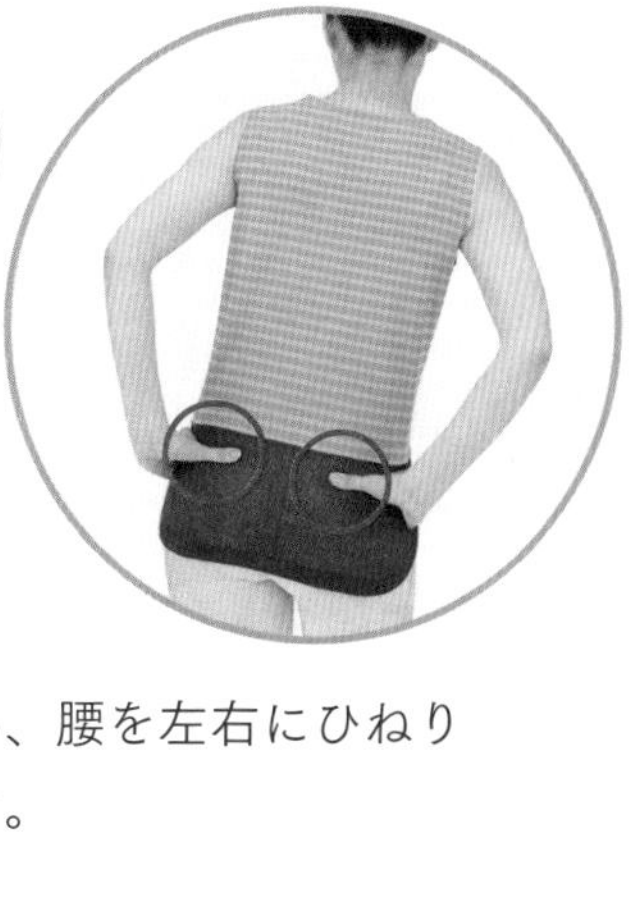

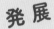

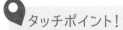

コレが効く!　さらにタッチポイントを押しながら、腰を左右にひねります。いずれもゆっくり行ないます。

ひざの痛みをやわらげるQ＆A

Q 体が硬くて写真のようなポーズがとれません。

A いちばんの目的は「ひざの痛みをやわらげること」。

生来の体の硬さや加齢などによって、手本通りのポーズや体勢がとれず、効果に不安を抱くことがあるかもしれません。しかし、「筋肉はがし」や「筋肉リセット」の本当の目的は、ポーズではなく、「ひざの痛みを今よりもやわらげること」。まったく違うポーズで効果を得るのは難しいでしょうが、できるだけ手本に近づけることで、効果は徐々に上がっていくことでしょう。まずは始めてみることが大切です。

Q 筋トレなどをしたほうがいいのでしょうか？

A 背筋を伸ばして「良い姿勢」を心がければ大丈夫。

ひざの痛みをやわらげるためだけに、負荷の高い筋力トレーニングを行なう必要はありません。だからといって、何もしないのではなく、たとえば、背筋を伸ばして「良い姿勢」をとることを意識してみましょう。ひざの痛みの原因のひとつに、上半身の姿勢の崩れが挙げられます。特にねこ背はひざに悪い影響を及ぼしますので、おなかに力を入れ、日頃から「良い姿勢」を意識していれば、ひざの状態にも良い効果が現れてくるはずです。

PART 4

体を整える「筋肉リセット」

毎日のメンテナンスが大切です

「筋肉はがし」でひざの痛みをやわらげたあとは、痛みが出にくくなるようにケアしていきましょう。

ひざの痛みを出にくくするためには、体重が左右の足で均等に支えられていることが大切です。日頃から、立っているときに、「休め」の姿勢のような片側に体重がかかる体勢をとらないように心がけてください。

PART4では、骨格のゆがみや筋肉のこわばりをリセットし、ひざ関節への負担を軽減する「筋肉リセット」を紹介していきます。

これらを丁寧に行なうことで、体のゆがみを調整するとともに、硬くなった筋肉を解きほぐし、ひざ周辺の筋肉と関節を活性化する効果が期待できます。

すべてを一度に行なう必要はありません。体調や気分に合ったものを、1日1分程度から、少しずつ無理のないように毎日続けることが理想です。

じっくりと続けていれば、ひざや体に変化が感じられるようになり、続けることが楽しくなるはずです。

筋肉リセット1

姿勢チェック

- 筋肉や骨格のメンテナンスを始める前に、あなたの姿勢をチェックしてみましょう。姿勢が悪かったとしても、良い姿勢を意識することで、徐々に改善していきます。
- 毎日の生活動作の中でも、姿勢が崩れていると気がついたら、すぐに姿勢を正すことを習慣にしていきましょう。

前から見たところ

○

全身の体重を両ひざでバランスよく支えている。自然に立ったとき、肩や骨盤が水平で、左右の足裏にかかる体重が均一。

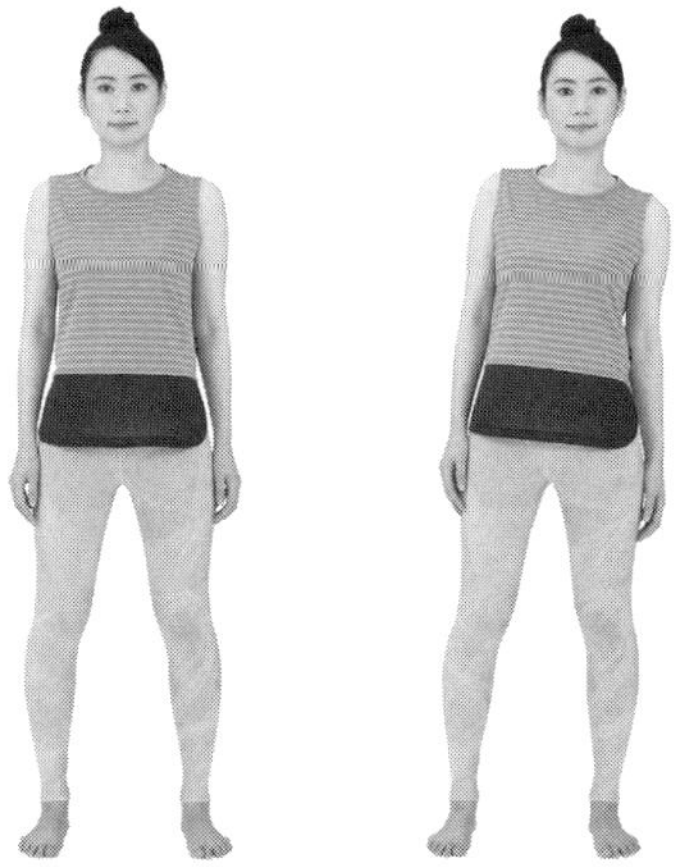

×

左右片方に重心が片寄り、片方のひざに負荷がかかっている。自然に立ったとき、肩や骨盤が傾いている。

横から見たところ

○

上体がまっすぐで、前傾・後傾がない。自然に立ったとき、背骨がゆるやかなS字を描いていれば、ひざや腰への負担が少ない。

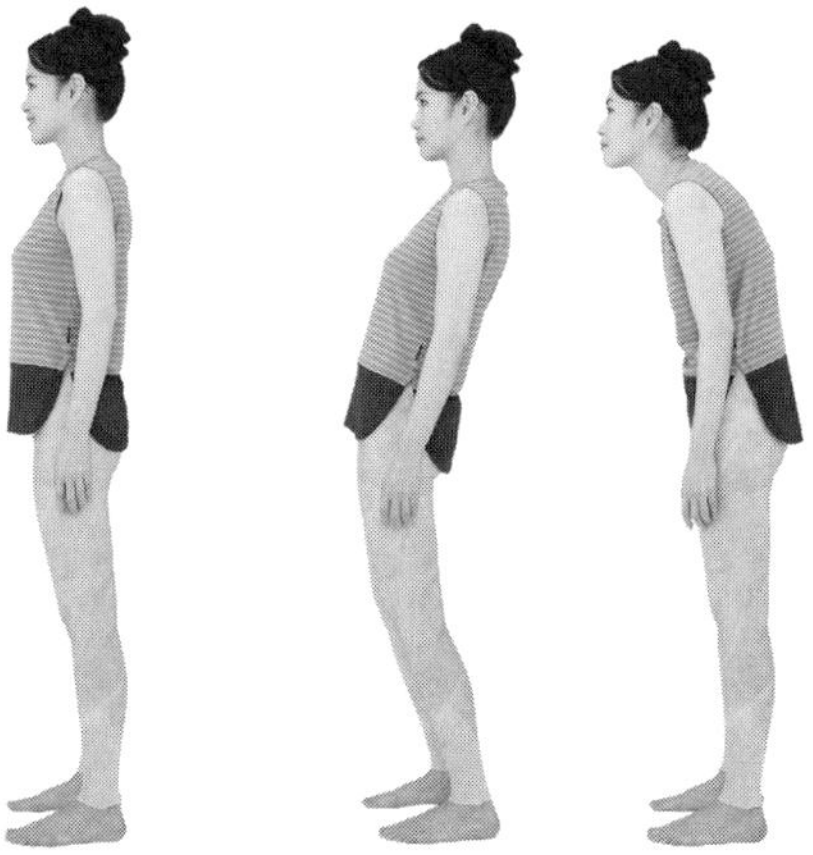

×

反り腰・ねこ背の状態。骨盤が前後に傾き、ひざや腰に大きな負担がかかる。

筋肉リセット2

坐《ざ》骨《こつ》メンテナンス

- 骨盤の下部にある左右一対の骨が坐骨《ざこつ》です。
- 坐骨の間隔が広がってしまうと、O脚《オーきゃく》や姿勢の悪化が進行して、ひざの痛みを招いてしまいます。また、足全体に強烈な痛みが走る坐骨神経痛も招きかねません。坐骨をメンテナンスしましょう。

1 足上げチェックをしてみましょう

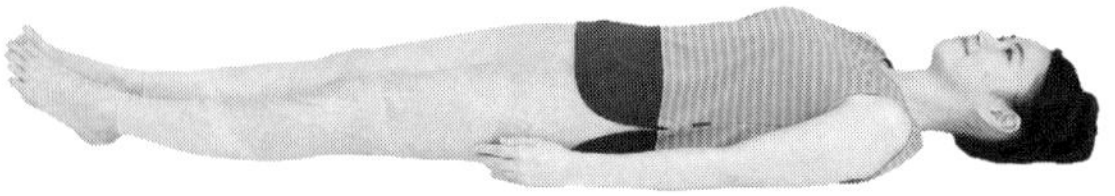

1 両足を伸ばして仰向けに寝ます。

2 痛むほうの足を、ひざが曲がらないように手を添えてもらい、ゆっくりと持ち上げます。

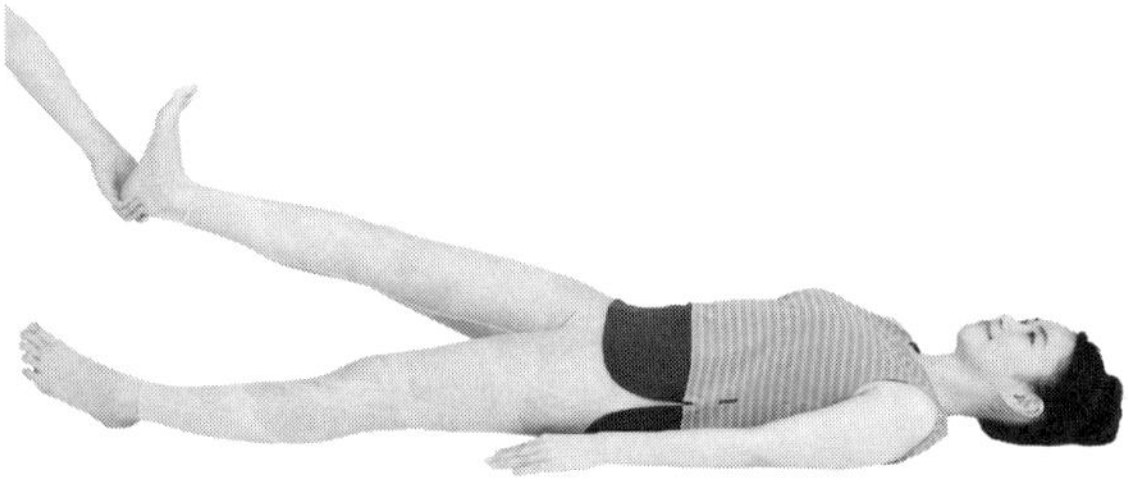

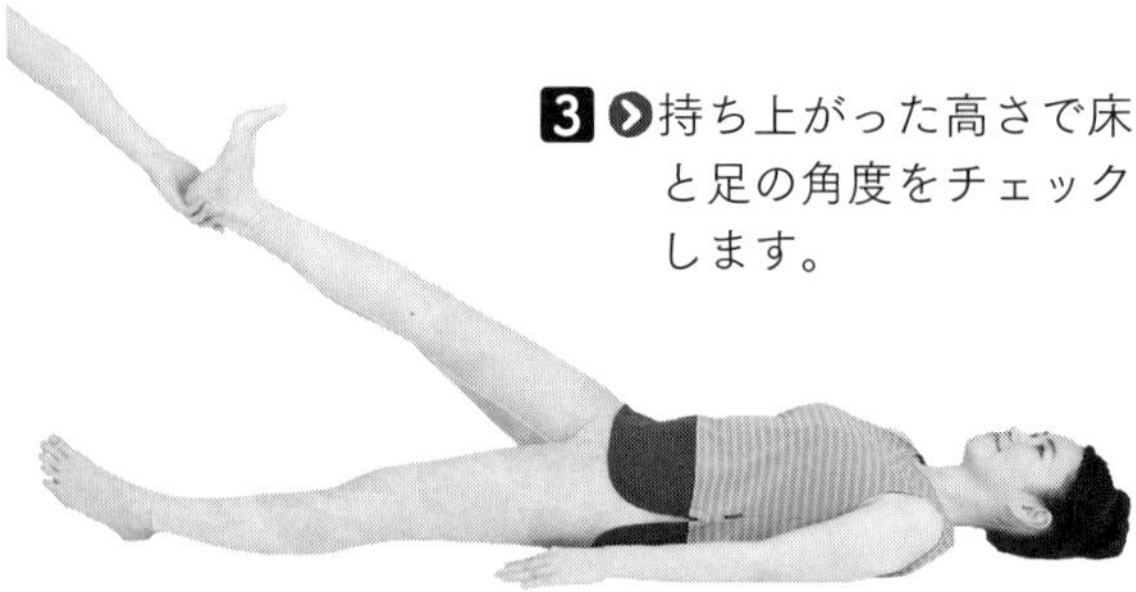

3 持ち上がった高さで床と足の角度をチェックします。

角度が約30°未満の場合は、坐骨神経痛の疑いもありますので、念のため、医療機関での受診をおすすめします。

2 坐骨を整えましょう

- 左右から丸めたバスタオルの上に座り続けます（３～５分）。
- これにより、坐骨が内側に締め寄せられます。

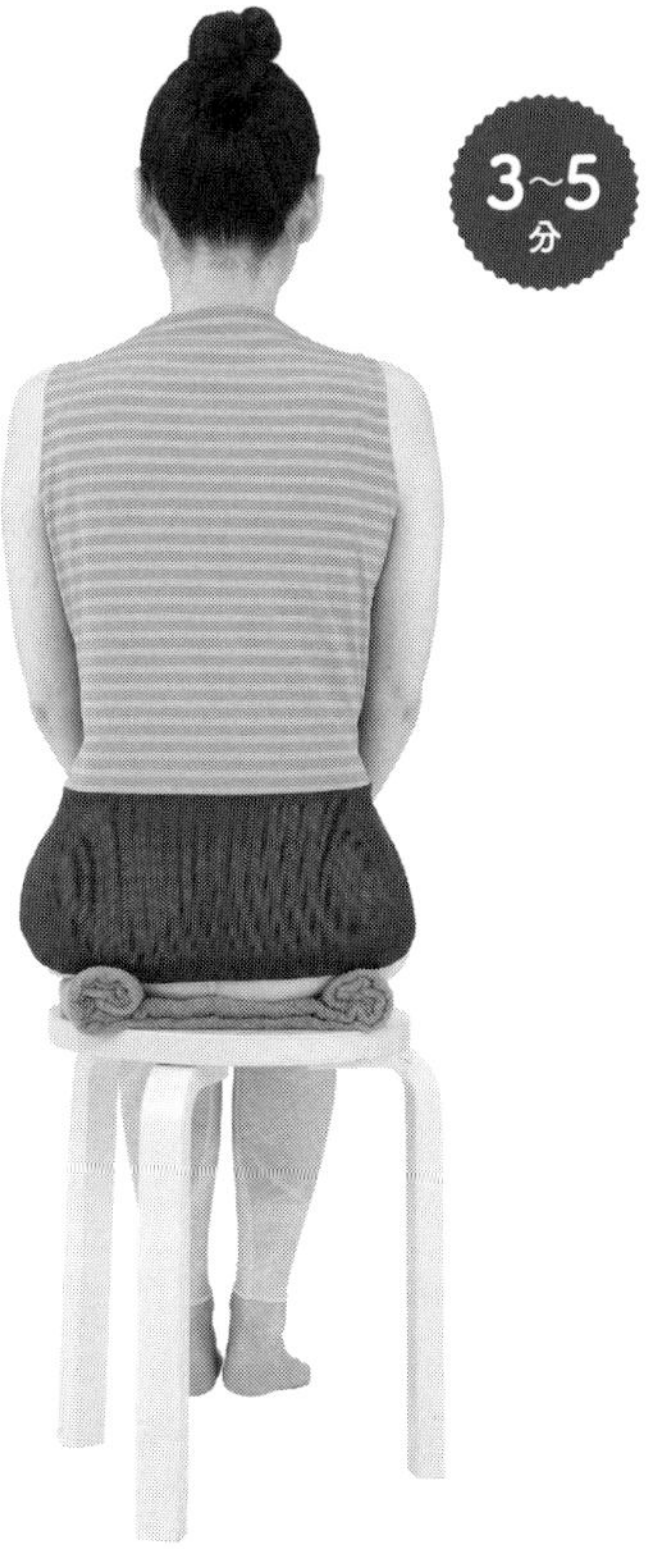

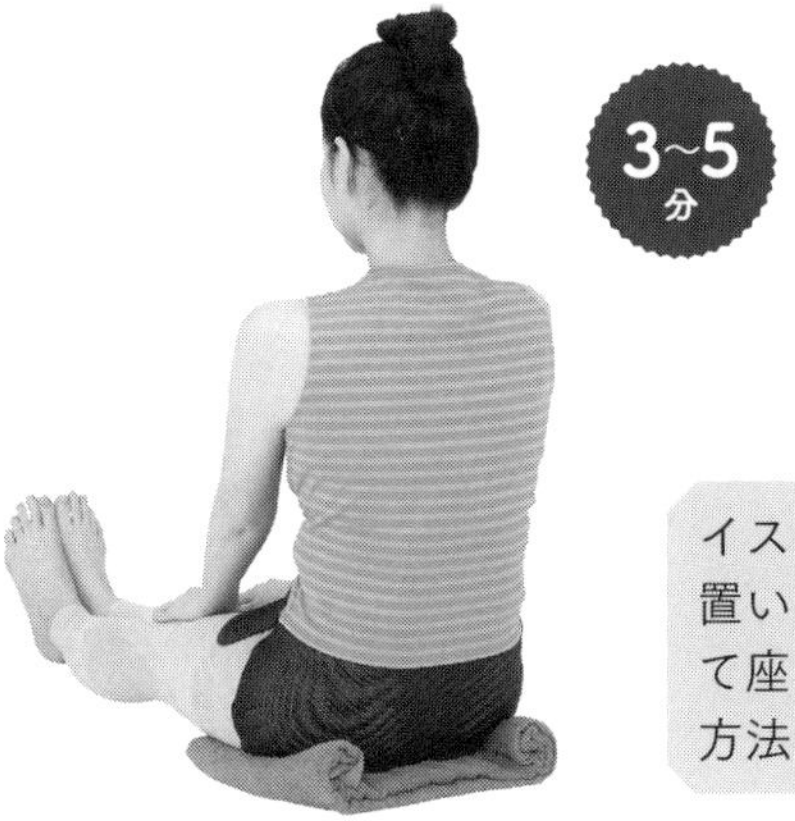

イスに腰かけず、床の上にタオルを置いて座っても大丈夫。足を伸ばして座る、仰向けに寝転がるといった方法でも同様の効果が得られます。

バスタオルの折り方

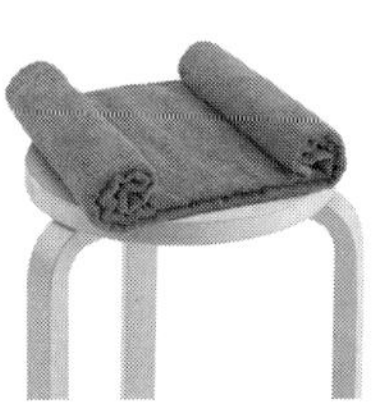

バスタオルを縦半分に折り、両端から左右対称に内側に丸めます。中央に平らな部分を残し、その上に腰かけます。

筋肉リセット③

骨盤メンテナンス①

- 上半身と下半身をつなぐ骨盤が本来の位置からずれると、ひざへの負担が増加してしまいます。
- O脚《オーきゃく》や X 脚《エックスきゃく》の原因になるほか、代謝が滞って太りやすくなり、それがまた、ひざにかかる負荷を大きくします。

骨盤矯正まくらのつくり方

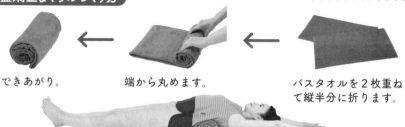

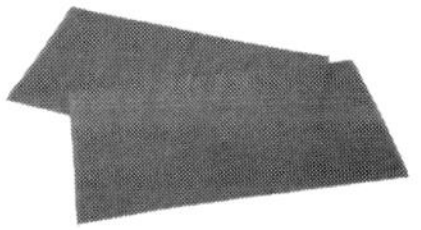

バスタオルを２枚重ねて縦半分に折ります。

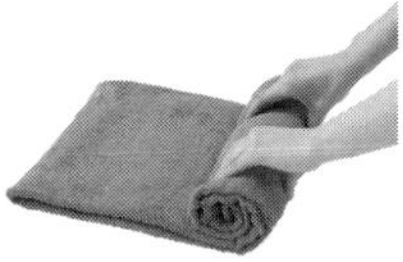

端から丸めます。

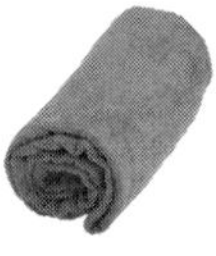

できあがり。

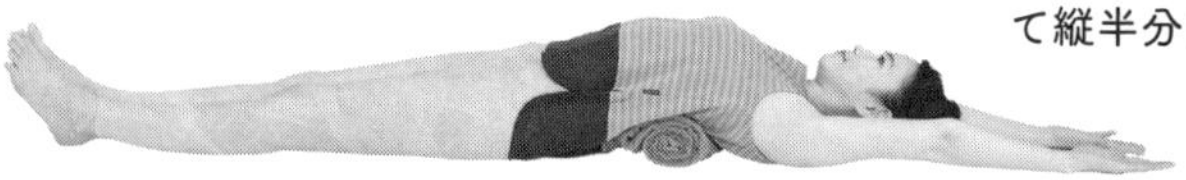

1 骨盤を締めましょう

3~5分

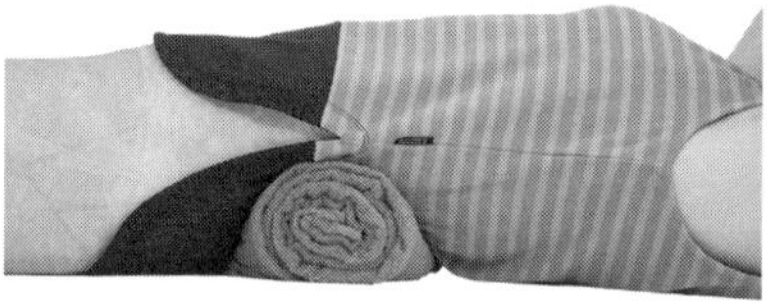

- 骨盤矯正まくらの中心位置がへその真下にくるように置いて、仰向けになります。
- 両腕を上げて伸びをし、寝転び続けます（３～５分）。

2 背筋を伸ばしましょう

3~5分

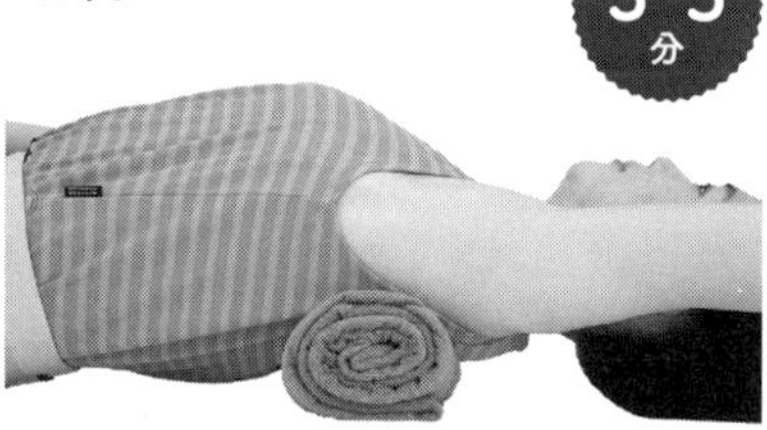

- 骨盤矯正まくらの中心位置を胸の裏側に置き、背中をストレッチします（３～５分）。
- 姿勢改善にも効果的です。

3 肋骨《ろっこつ》や肩甲骨もストレッチしましょう

- 骨盤矯正まくらを縦に置けば、肋骨《ろっこつ》や肩甲骨のストレッチにもなります。
- 長時間の家事やデスクワークで「姿勢が崩れたな」と感じるときにおすすめです。

3~5分

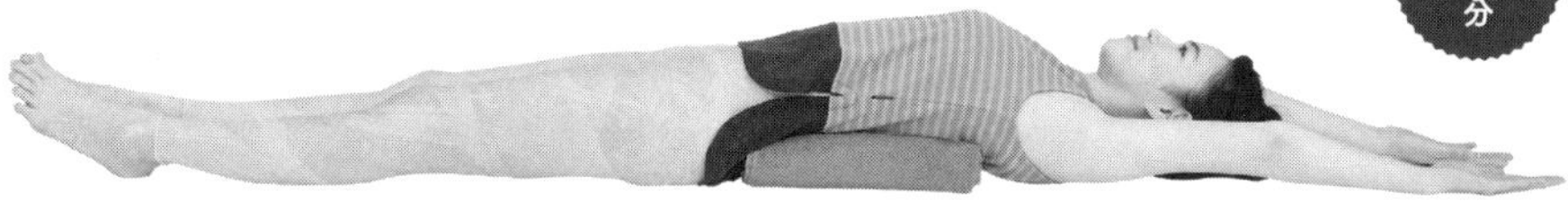

4 意識を仙骨《せんこつ》に集中しましょう

- 仰向けに寝転び、両ひざを上げて曲げます。
- 両手で足を抱え、かかとを突き出します。
- 腰が浮かないように気をつけます。
- 仙骨《せんこつ》に意識を集中して5～10秒維持します。

5~10秒

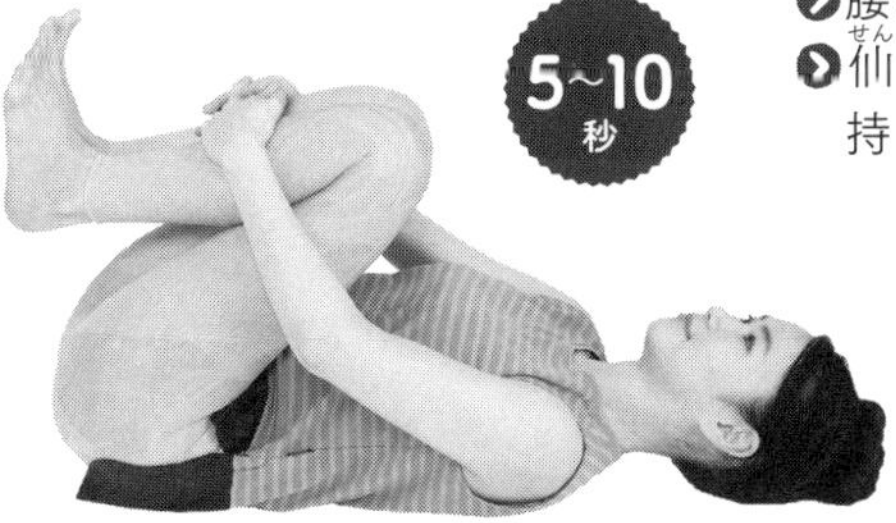

5 ひざを左右に開きましょう

- 両ひざを立て、左右に開きます。
- 腰が浮かないように注意しながら5～10秒維持します。

5~10秒

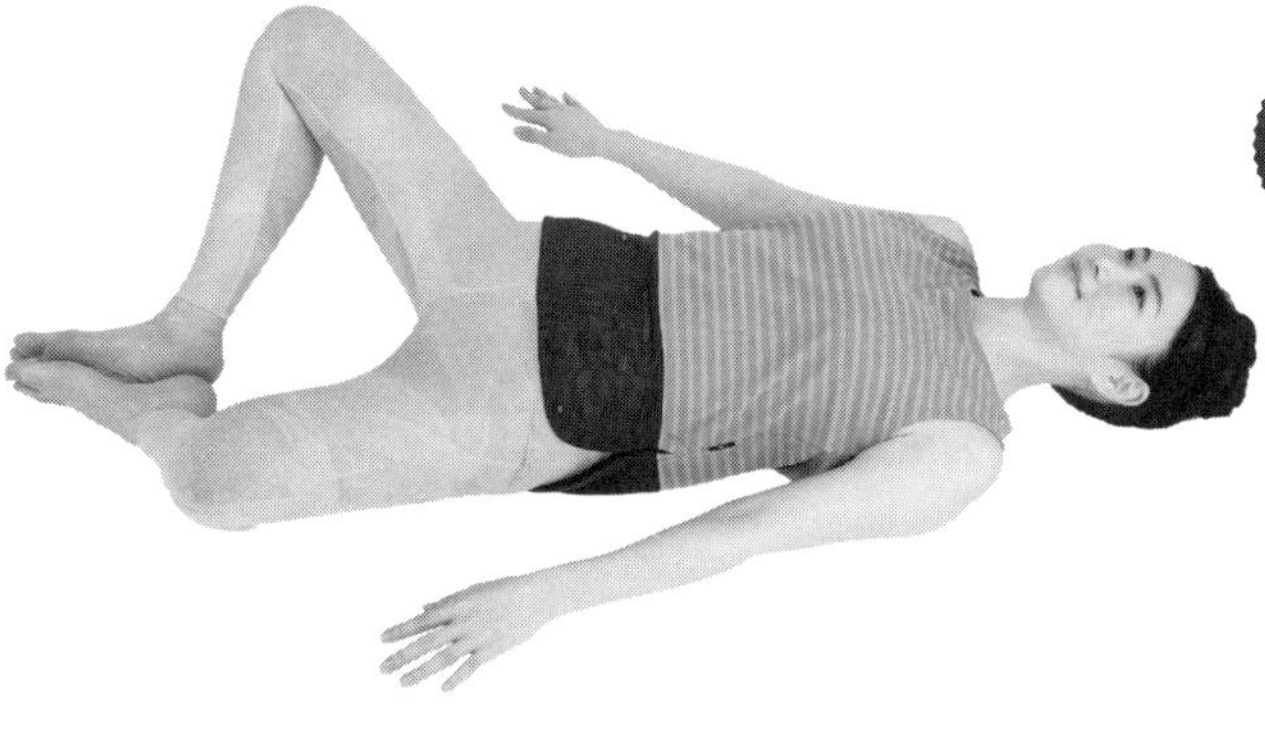

筋肉リセット④

骨盤メンテナンス②

- ここで紹介するメンテナンスは、1と2を1セットで行ないます。そうすることで、バランスよく骨盤を整えることができます。
- 正しい姿勢で行なうと、1はももや背筋、骨盤の回りの筋肉に、2は内ももの主要な筋肉である内転筋を鍛えることができます。

1 つま先を開いてまっすぐに立ちましょう

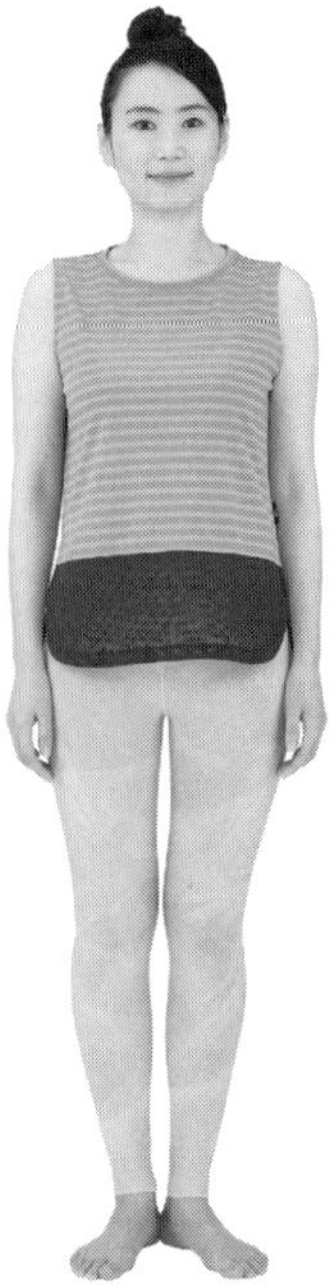

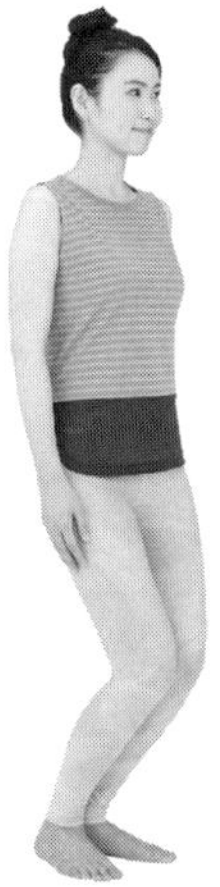

ポイント！
ひざがつかない場合は、ひざの内側にタオルを畳んではさむとよいでしょう。

5~6回

ポイント！
立位に不安があるときは、壁に背をつけて行なうと安心です。

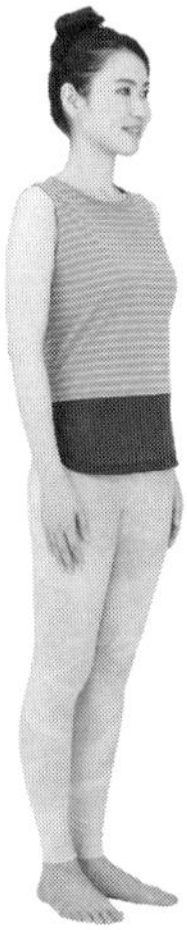

1
- 背筋を伸ばし、ももとひざを閉じて立ちます。
- つま先を外に向けます。
- つま先を開くほど、運動強度は高まります。

2
- つま先を開いたままひざを曲げて、腰を下げていきます。
- 腰や体が左右にぶれたり、背筋が曲がって前傾したりしないよう気をつけます。

3
- 曲げられるところまでひざを曲げたら、元の姿勢に戻ります。
- これを5～6回繰り返します。

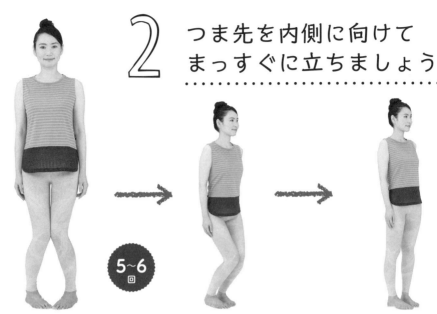

2　つま先を内側に向けて まっすぐに立ちましょう

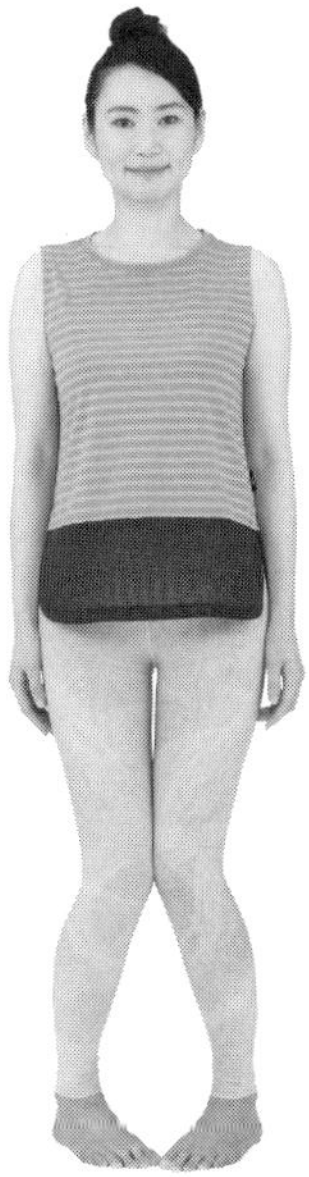

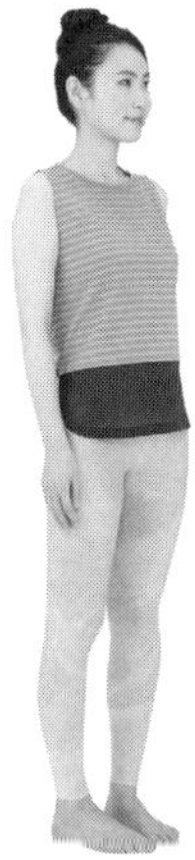

5~6回

1 ❯背筋を伸ばし、ももとひざを閉じて立ちます。
❯両足のつま先をつけたまま、かかとを外に向けます。

2 ❯つま先をつけ、かかとを開いた状態を維持したまま、ひざを曲げて腰を下げていきます。
❯ひざをしっかり閉じ、前傾してしまわないよう気をつけます。
❯難しいと感じるかもしれませんが、少しずつ慣れてください。

3 ❯曲げられるところまでひざを曲げたら、元の状態に戻ります。
❯これを5～6回繰り返します。

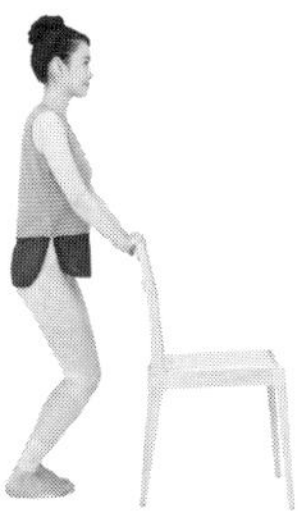

ポイント!

立位に不安があるときは、イスの背などを支えに行なうと安心です。

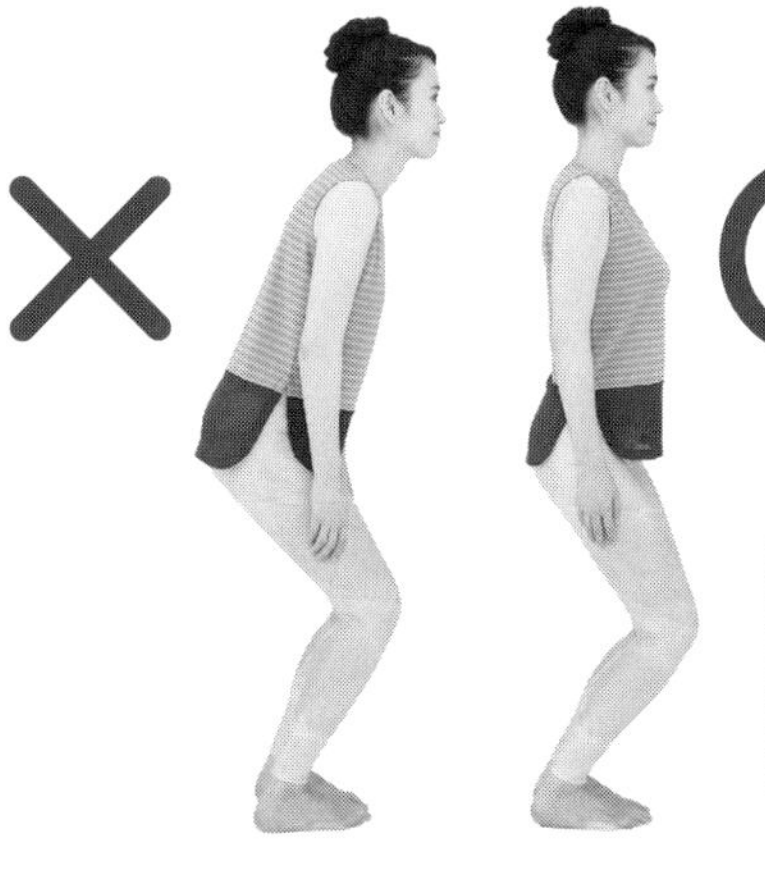

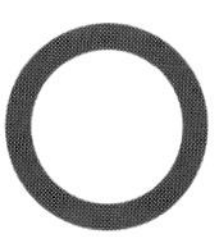

腰を曲げずに背筋は伸ばしたままで、動作を繰り返します。

筋肉リセット5

ひざメンテナンス①

- ひざに痛みが生じる大きな理由は、ひざの筋肉のこわばりやひざ関節の異常によって、神経が刺激されるからです。
- 凝り固まった筋肉や関節をほぐし、ひざの骨格を正しい位置に戻すことで、痛みをやわらげます。

1 ひざとひざを重ねて関節を広げましょう

- イスに座ってひざとひざを重ねるように足を組みます。
- 上からひざを押さえ、前後にブラブラと動かします（20～30秒）。

20～30秒

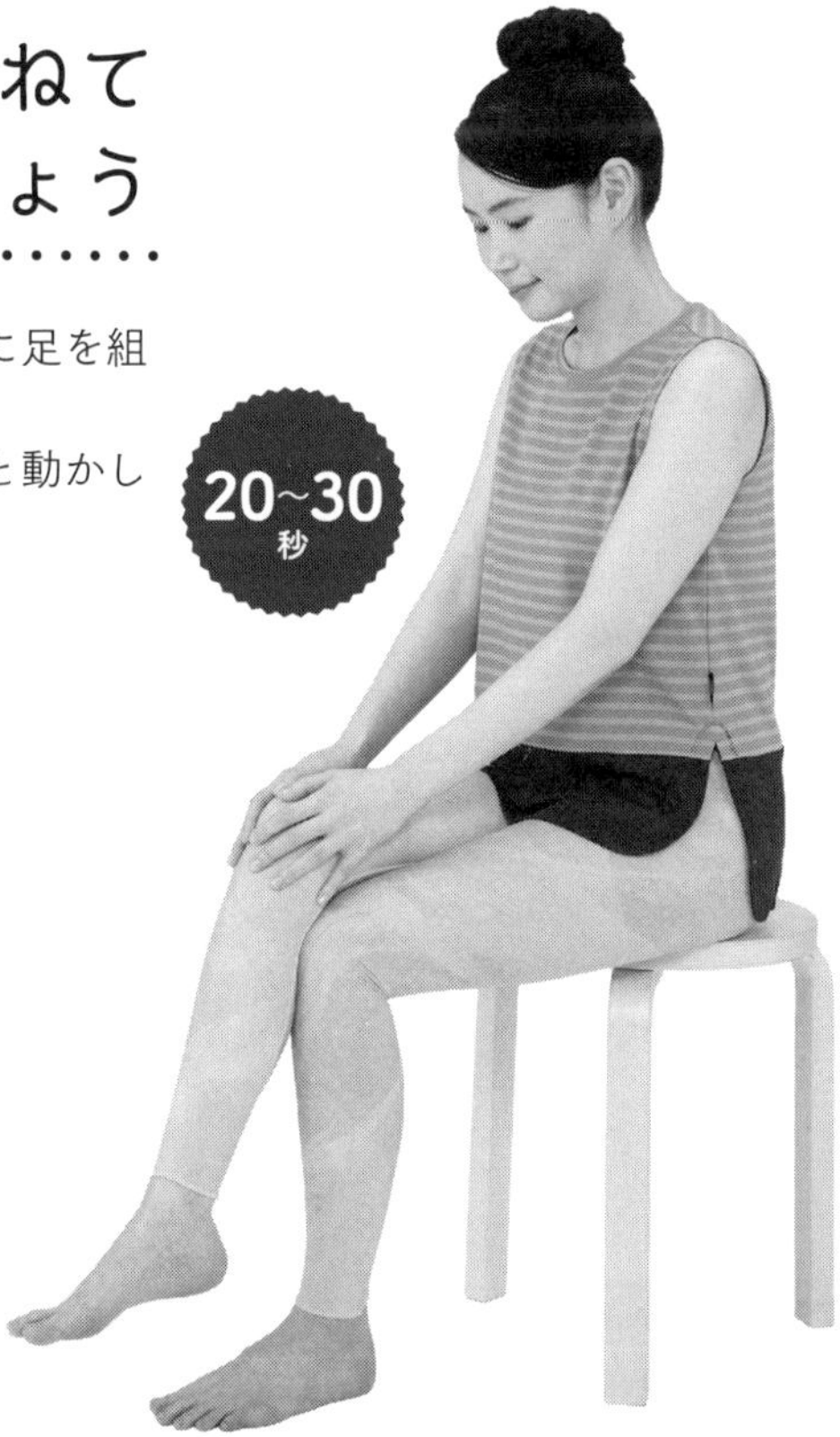

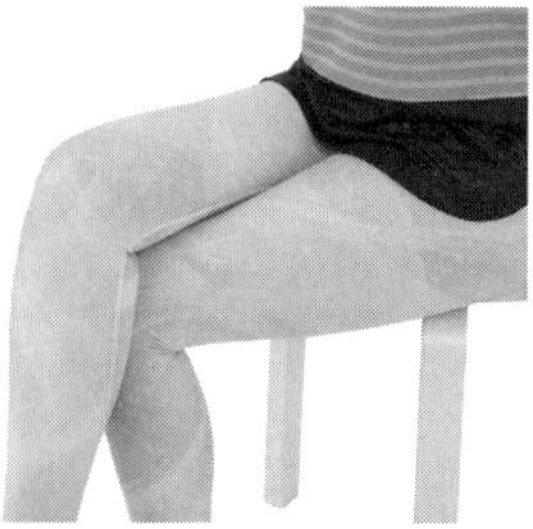

ポイント！

乗せているひざの関節を下のひざで広げるようにします。乗せている足のひざ裏が伸びている感覚が得られるところが、正しい位置です。

2 骨盤矯正まくらを使って関節を伸ばしましょう

1 ❯両足を伸ばして床に座り、ひざの下に骨盤矯正まくら（86ページ参照）を置きます。

2 ❯ひざでまくらを押さえつけるようにして、両足に力を入れます。

3 ❯5～10秒、力を入れたあと脱力します。
❯これを3回繰り返します。

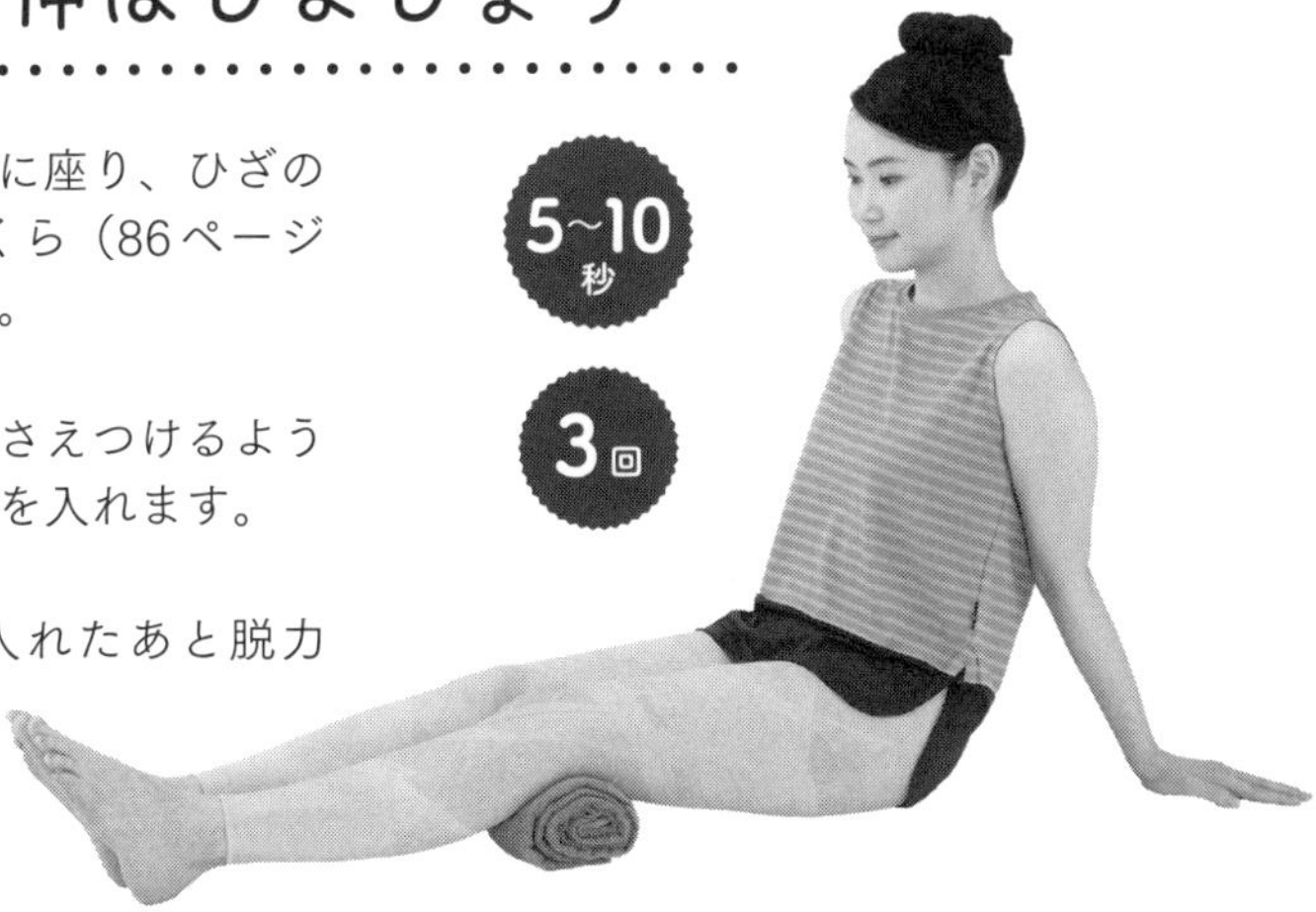

3 タオルをひざ裏にはさんで足首を引き寄せましょう

1 ❯イスに座り、タオルをはさんで片ひざを曲げます。

2 ❯曲げた足のほうの足首を、もう片方の手で体に引き寄せます。
❯しっかり気持ちよさを感じるまで引き寄せます。

3 ❯足を交替します。

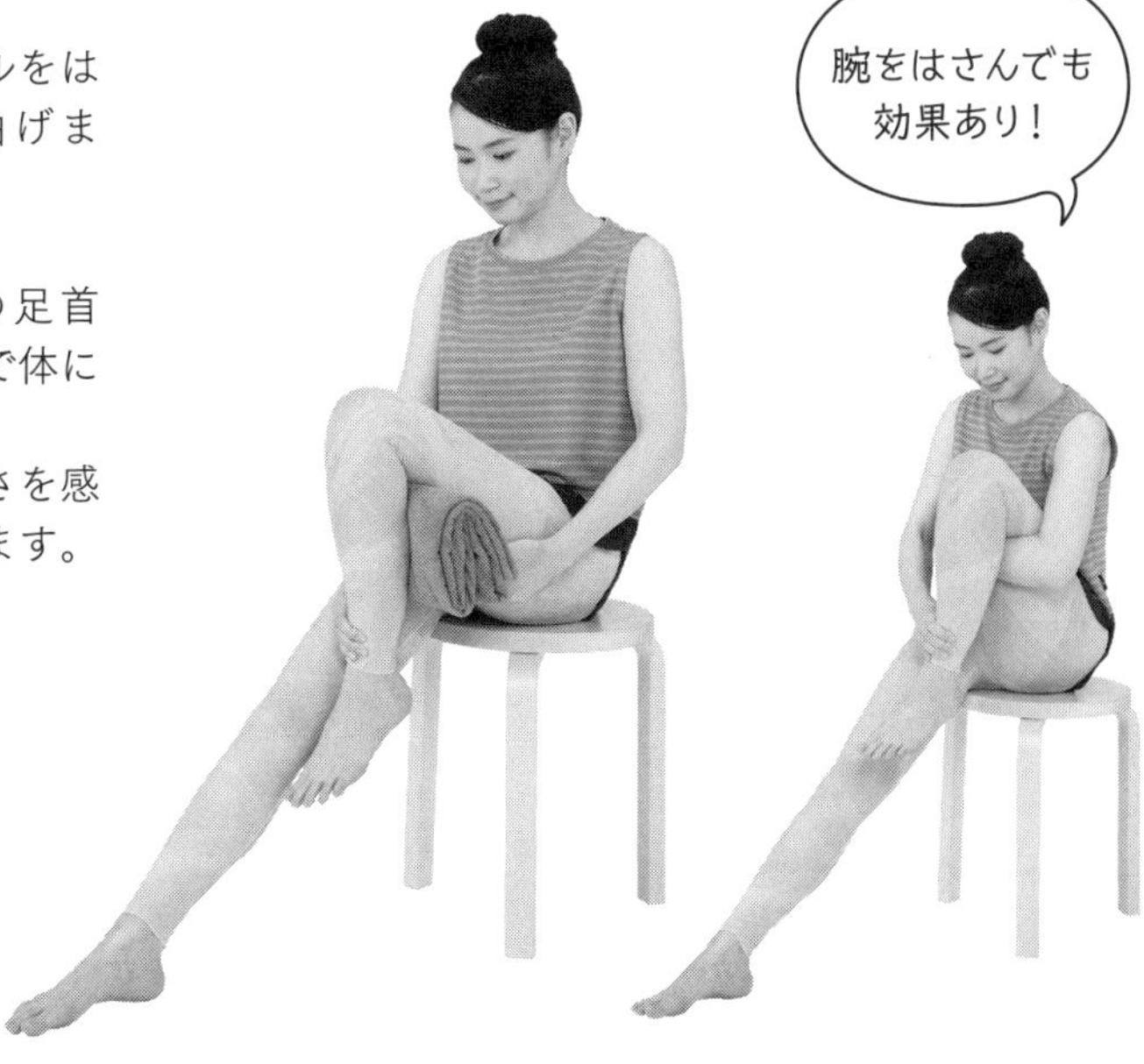

ポイント！

床に座った姿勢でタオルをひざ裏にはさんで行なっても大丈夫です。

筋肉リセット6

ひざメンテナンス②

- 痛みの再発を予防するためには、ひざ周辺の筋肉を鍛えることが大切です。
- ひざ周囲の筋肉が活性化されれば、ひざ関節への負担は軽減します。短時間でよいので、毎日継続することをおすすめします。

1 イスに座って片足ずつひざを上げましょう

1 イスに座って足を自然に下ろします。

2 イスの座面をつかんで体を支え、片足を上げます。

3 上げた足のふくらはぎを、反対の足のひざより前に出した状態を5～10秒維持します。

4 足を交替します。

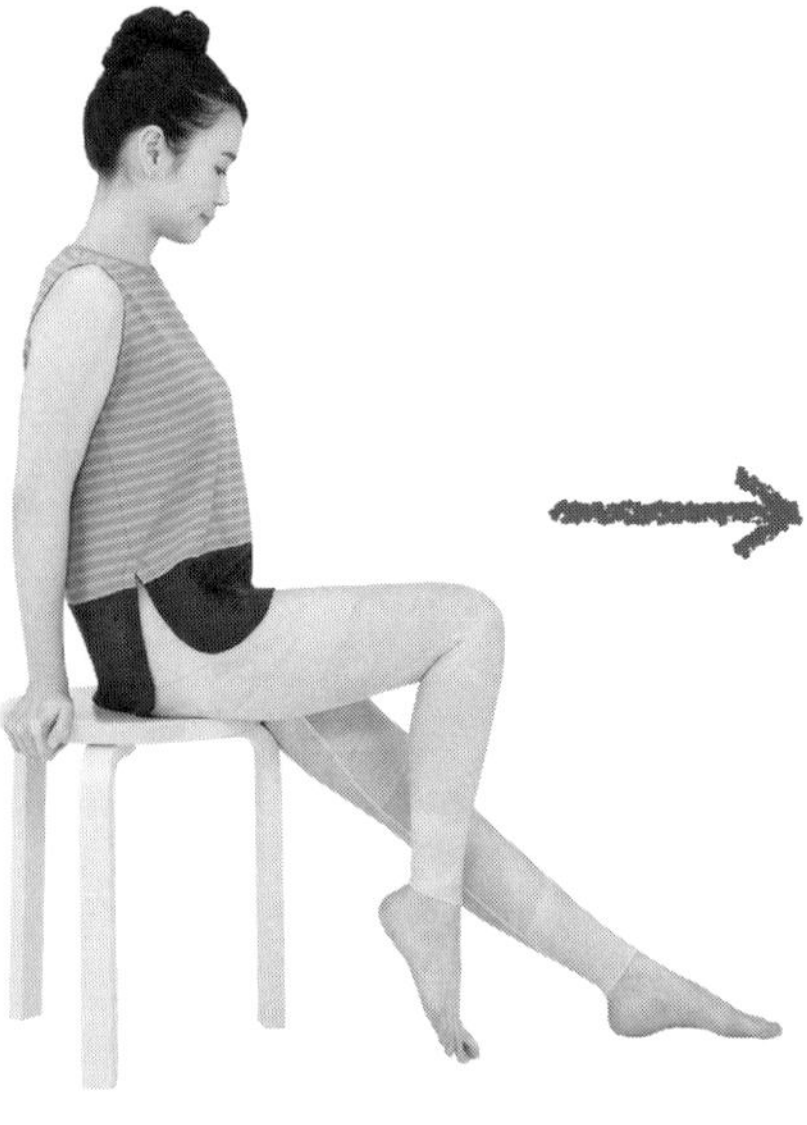

ポイント!

骨盤の内側にある腸腰筋や、ももの筋肉にも効果があります。

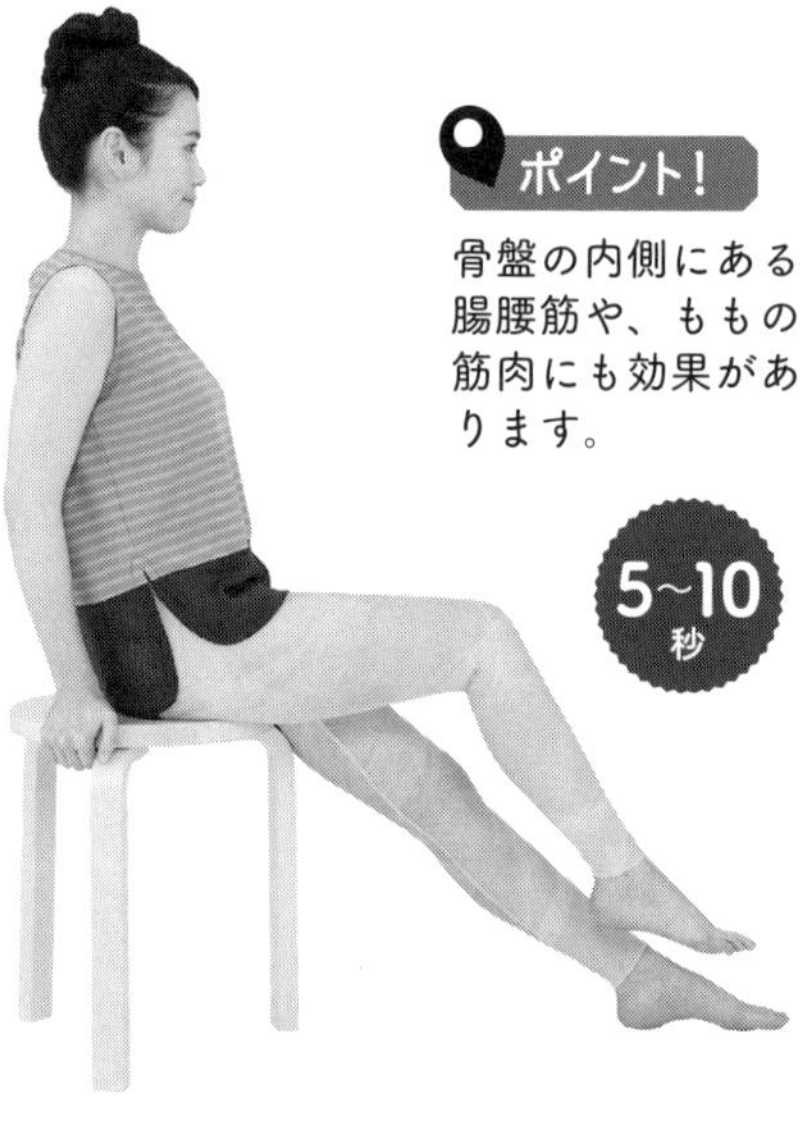

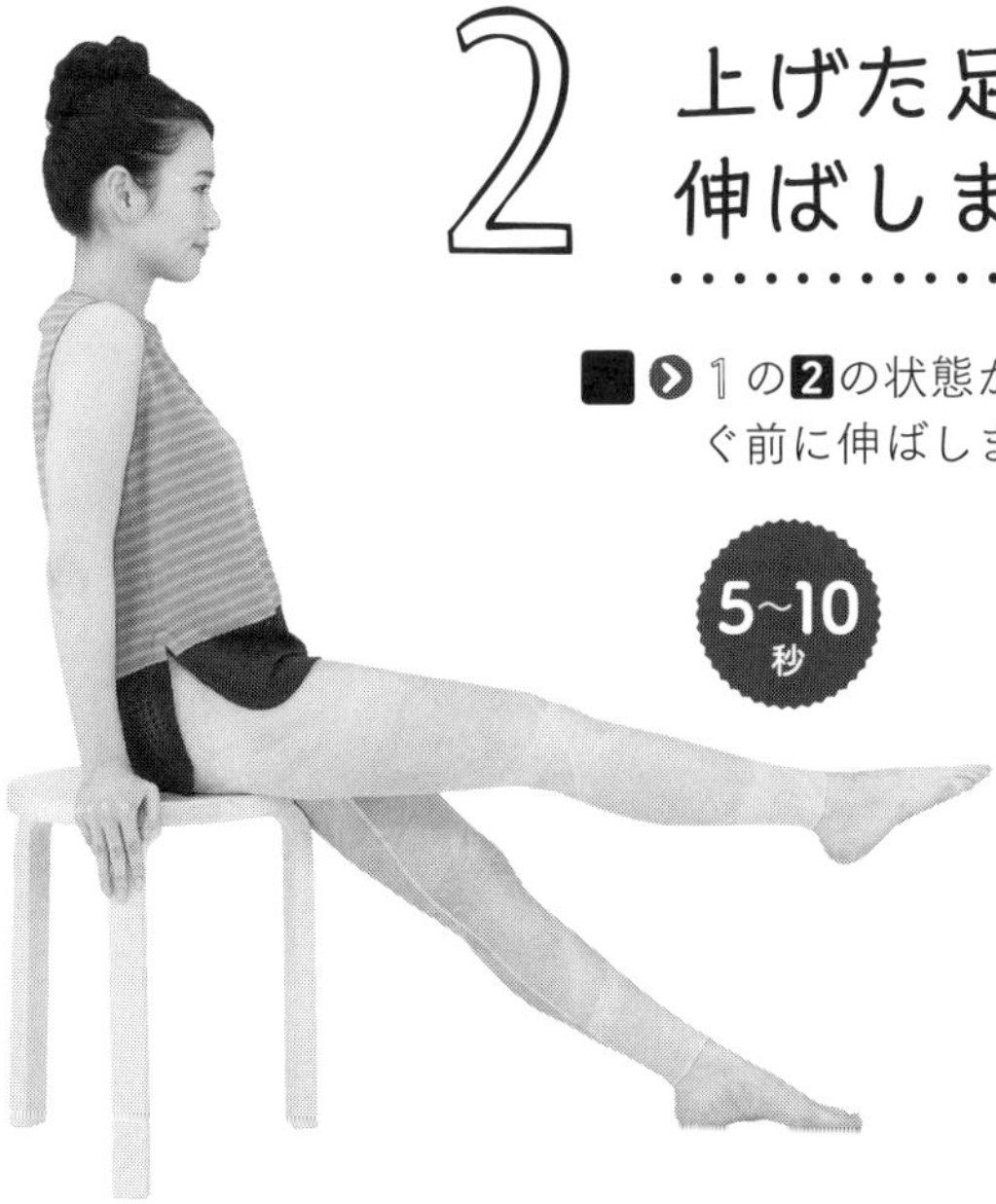

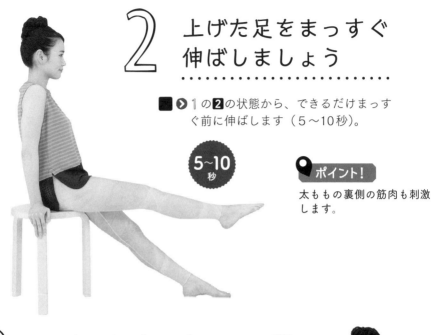

2　上げた足をまっすぐ伸ばしましょう

▶1の2の状態から、できるだけまっすぐ前に伸ばします（5～10秒）。

5~10秒

ポイント！

太ももの裏側の筋肉も刺激します。

3　ひざ下をブラブラと揺らしましょう

5~10秒

3回

1 ▶イスに座って足を自然に下ろします。

2 ▶イスの座面をつかんで体を支え、片足を軽く浮かせます。

3 ▶ひざ下をブラブラと揺らします（5～10秒）。
▶これを3回繰り返します。

4 ▶足を交替して行ないます。

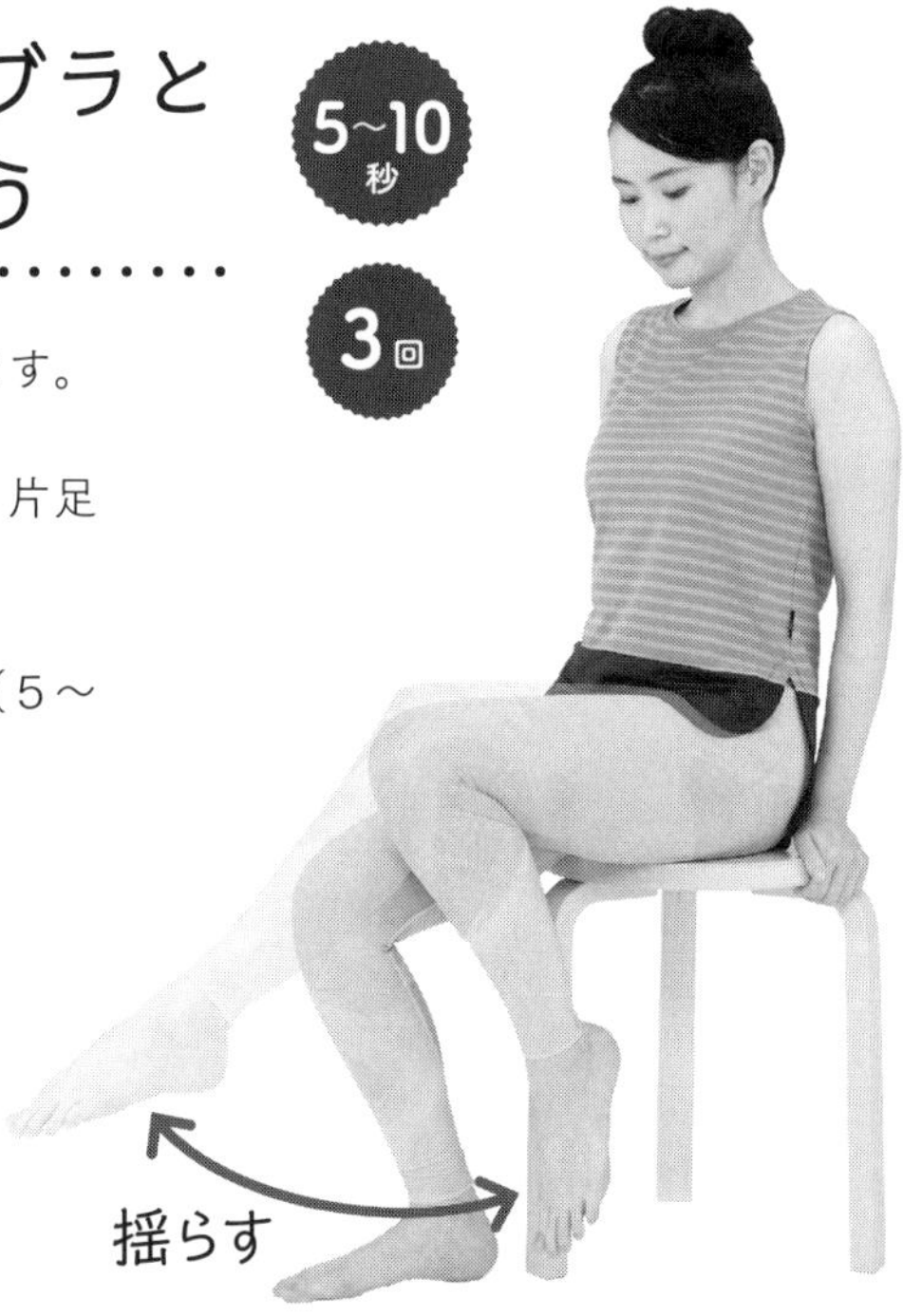

ポイント！

ひざの痛みだけでなく、腰痛や坐骨神経痛など、腰から足にかけて現れる痛みの改善にも効果があります。

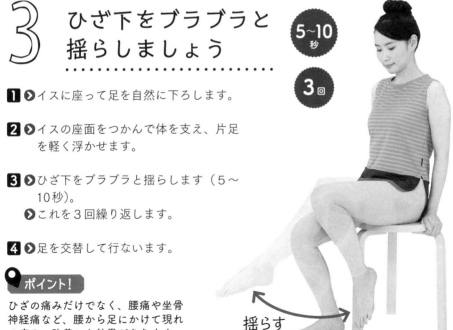

筋肉リセット⑦

股関節メンテナンス

- 硬くこわばった股関節をしなやかにほぐし、可動域を広げます。1と2を1セットで行ないます。
- 上体を起こして行なっても大丈夫です。座った状態から少しずつ慣らしていくとよいでしょう。

1 仰向けに寝て片ひざを内側に倒しましょう

1 仰向けになって両手を左右に軽く広げます。
両足をまっすぐに伸ばしたところから、片足を外側に出すようにひざを曲げます。

2 お尻が浮かないように、また、体が傾かないように気をつけながら5～10秒維持します。

3 足を交替して行ないます。

注意！
ひざが痛いときは無理をしないでください。

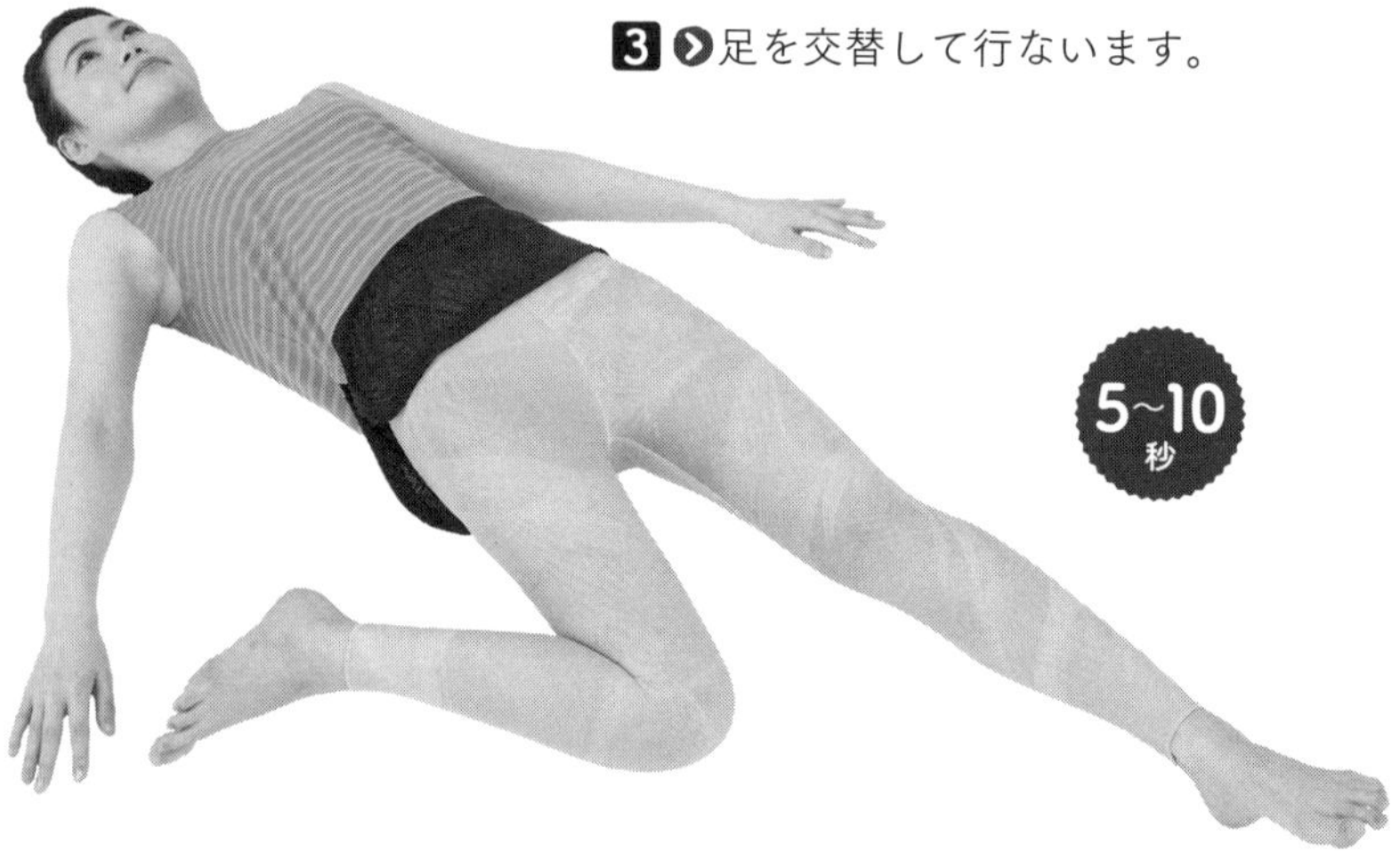

5~10秒

2 仰向けに寝て片ひざを外側に倒しましょう

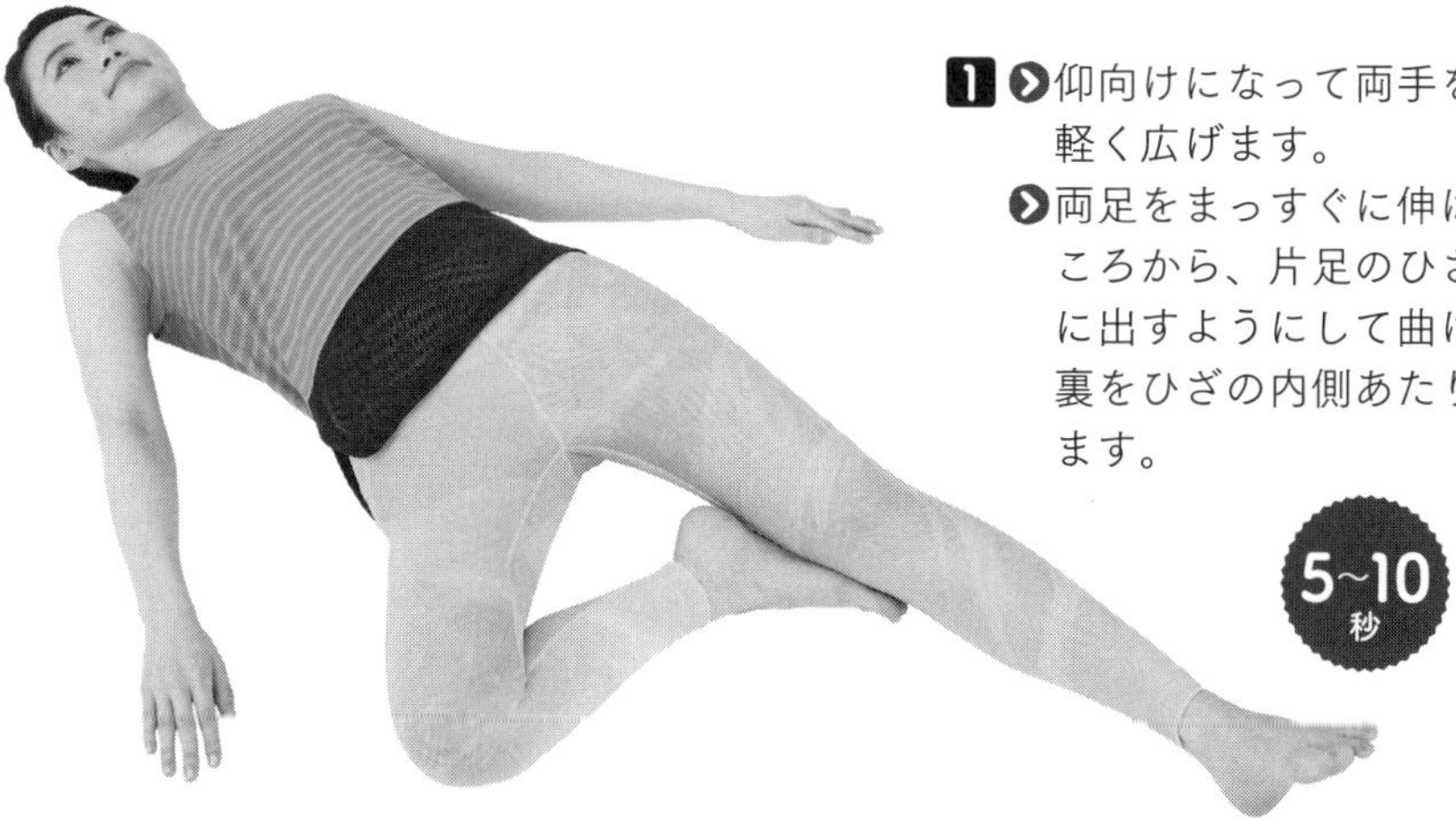

1 仰向けになって両手を左右に軽く広げます。
両足をまっすぐに伸ばしたところから、片足のひざを外側に出すようにして曲げ、足の裏をひざの内側あたりにつけます。

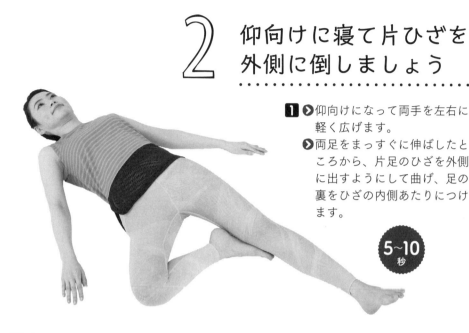

2 足やお尻をしっかり床につけ、伸ばしている足はまっすぐになるよう、体が傾いていないか気をつけながら5～10秒維持します。

3 足を交替して行ないます。

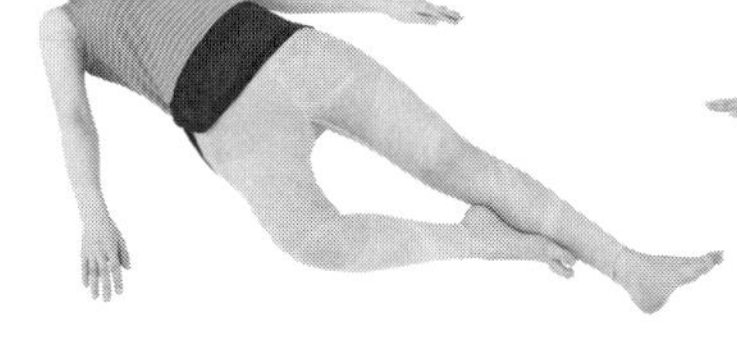

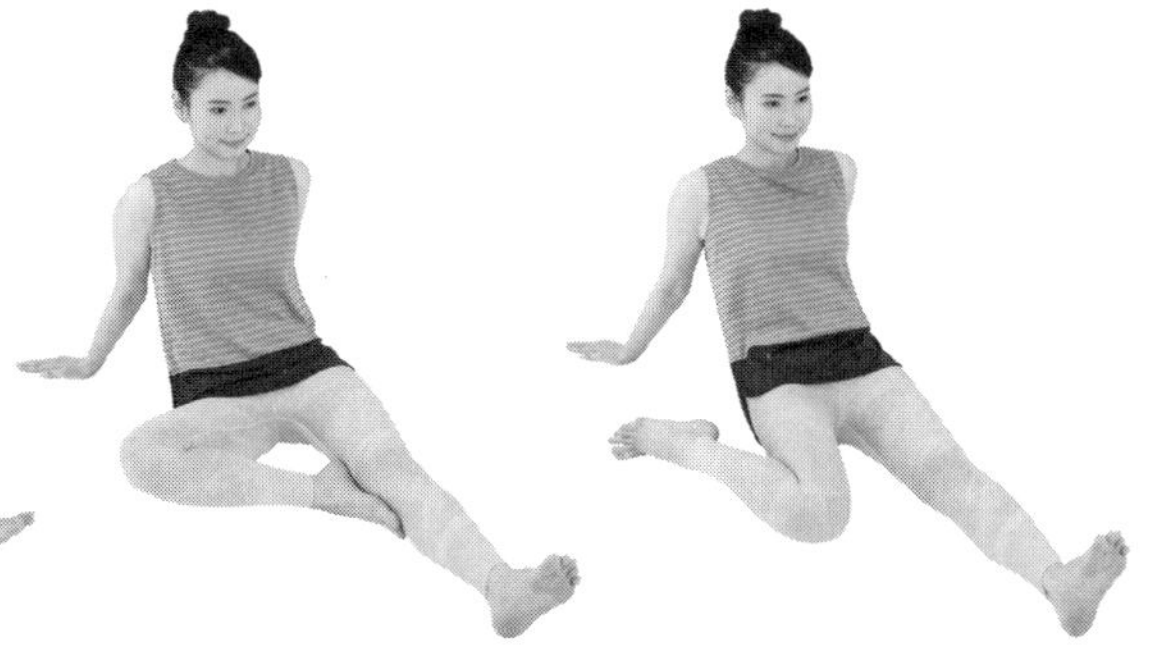

ポイント！

足の裏がひざの内側につかない場合でも無理をせず、可能な範囲の角度で大丈夫です。

ポイント！

仰向けが難しいときは、座った体勢から少しずつ慣らしましょう。

筋肉リセット[8]

もも裏・ふくらはぎメンテナンス

- 太ももには大腿《だいたい》四《し》頭筋《とうきん》やハムストリングスなどの大きな筋肉があり、硬くこわばりがちです。太ももの裏側をメンテナンスしたあとは、内側と前側もメンテナンスします。
- ふくらはぎには腓《ひ》腹筋《ふくきん》やヒラメ筋があります。これらは足をスムーズに動かし、ひざや骨盤を支える重要な役割を果たしています。

3回

1 もも裏とふくらはぎを伸ばしましょう

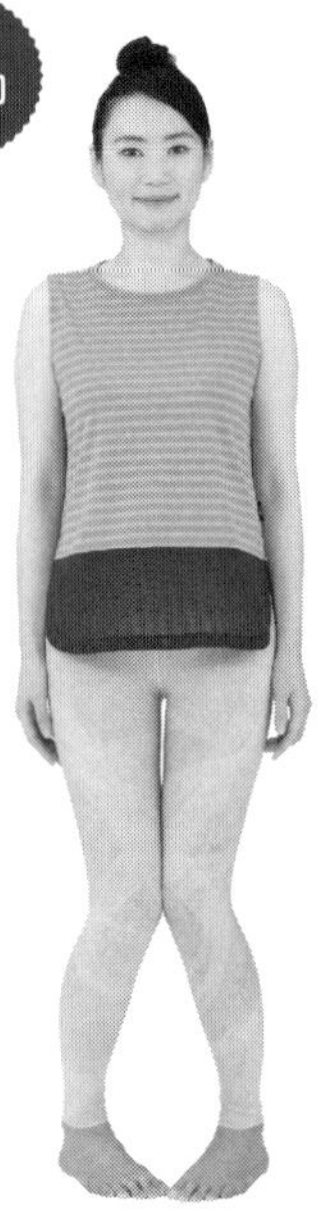

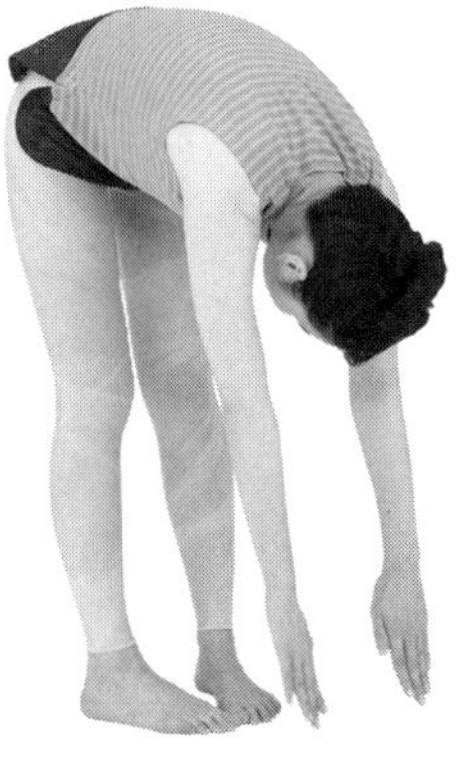

1 左右のつま先をつけ、かかとを離した状態で前屈をします。
手が床につかなくても、太ももの裏とふくらはぎに適度な刺激を感じれば充分です。

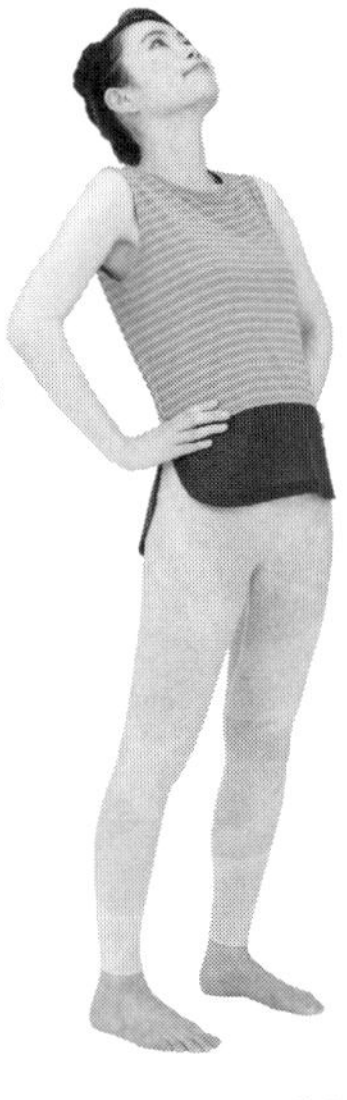

2 前屈のあとは、必ず背筋を反らして伸びを行ないます。
これを３回繰り返します。

2 つま先を上げて伸ばしましょう

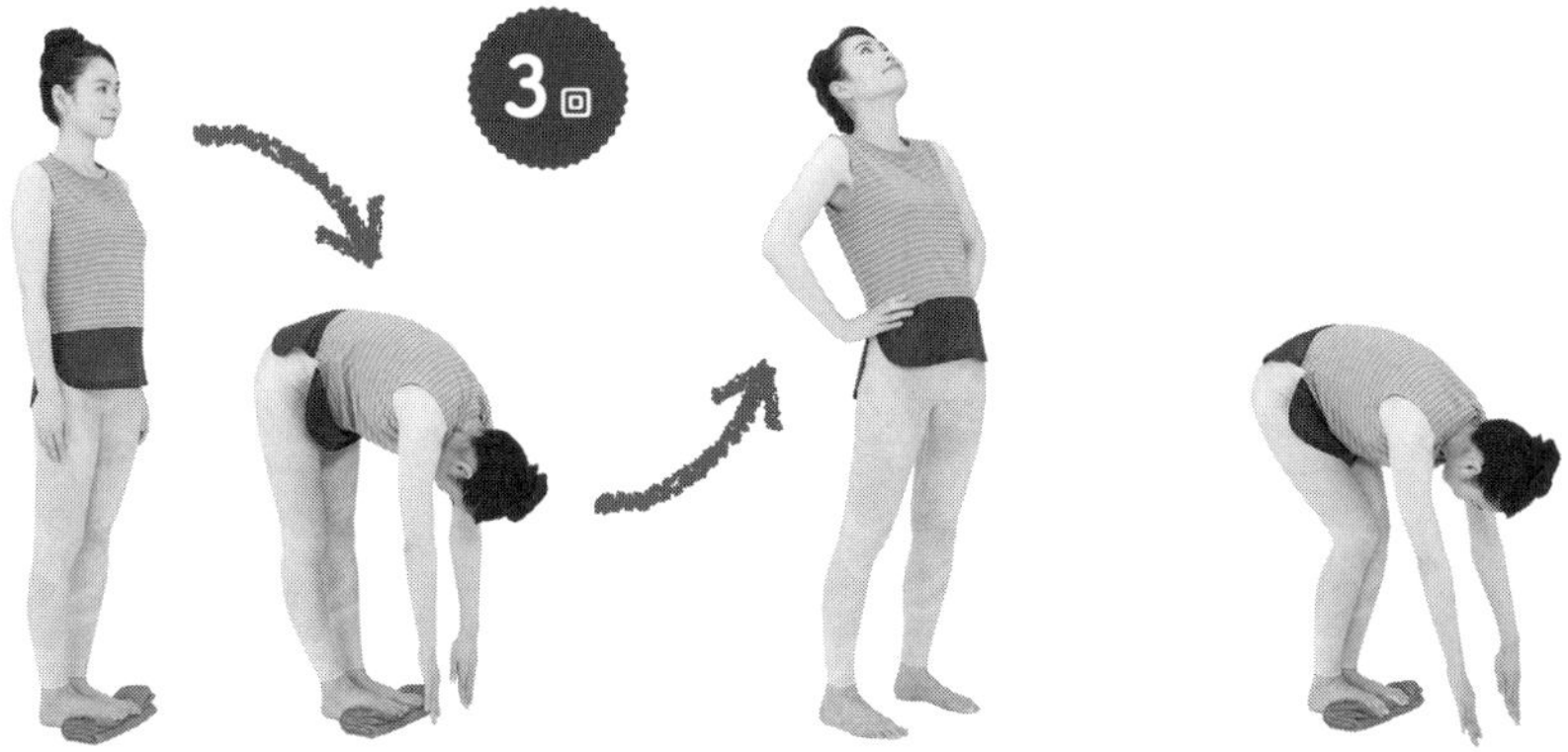

1 ➤畳んだタオルを置き、つま先を乗せて立ちます。
➤この状態から前屈をします。
➤アキレス腱、ふくらはぎ、太ももの裏が伸びている感覚を意識しましょう。

2 ➤前屈のあとは、必ず背筋を反らして伸びを行ないます。
➤これを3回繰り返します。

ひざが伸びなくても無理をせず、可能な範囲で大丈夫です。

3 足全体の筋肉を伸ばしましょう

➤床に座りタオルを両足裏に引っかけて足全体を伸ばします。
➤はずみをつけず、上半身の体重をかけながら、ゆっくりと引きます。
➤約30秒維持します。

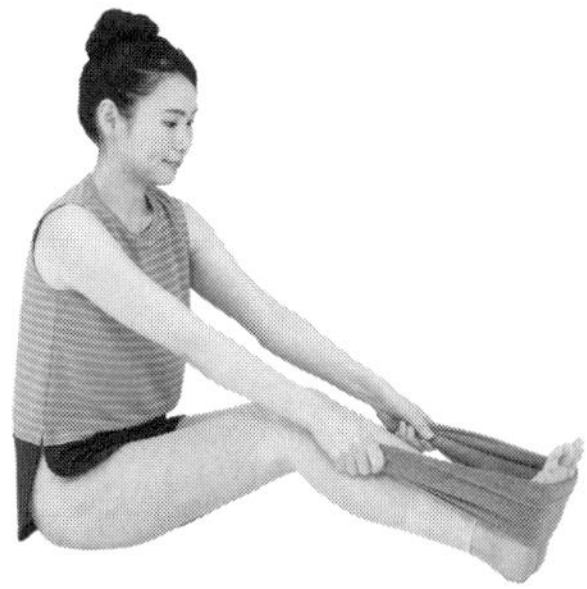

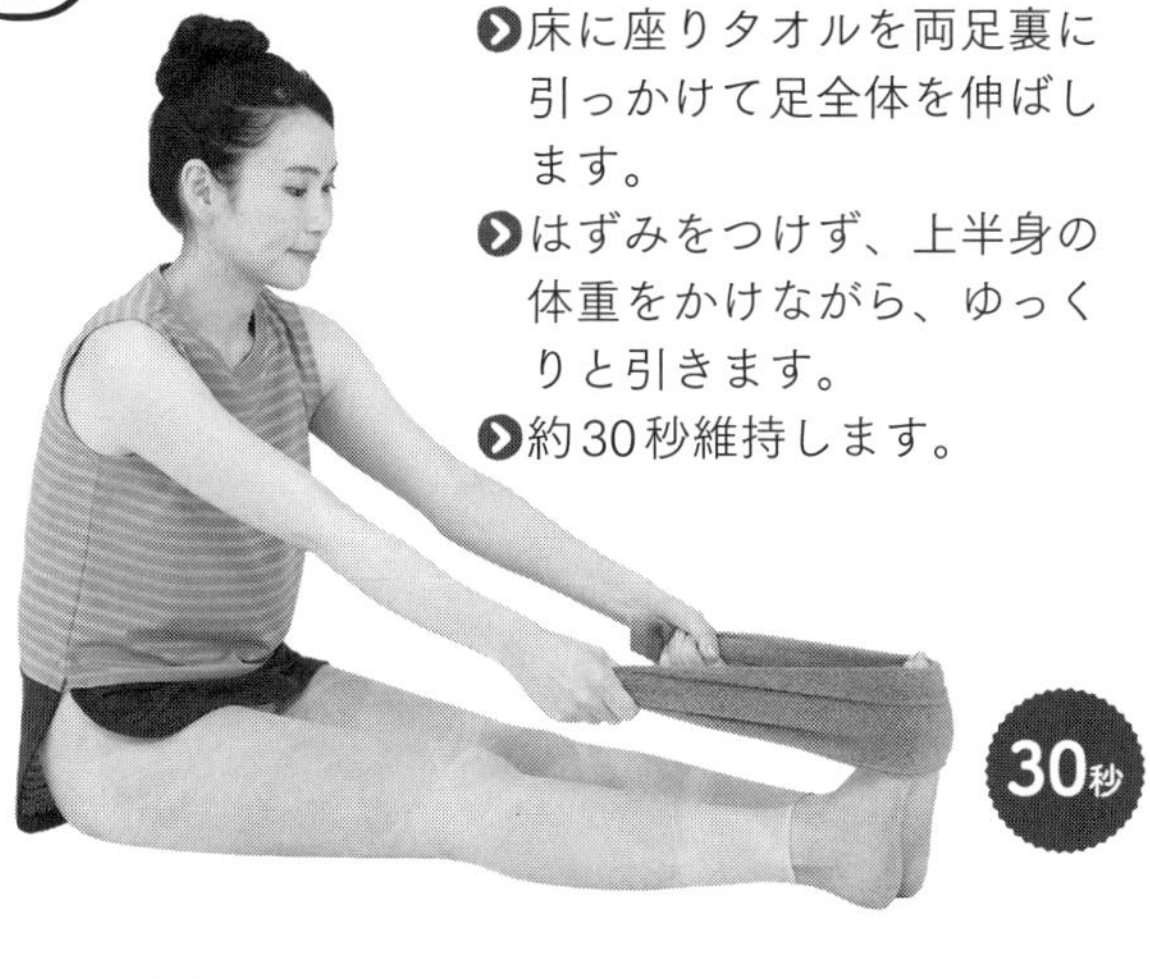

ひざが伸びなくても無理をせず、可能な範囲で大丈夫です。

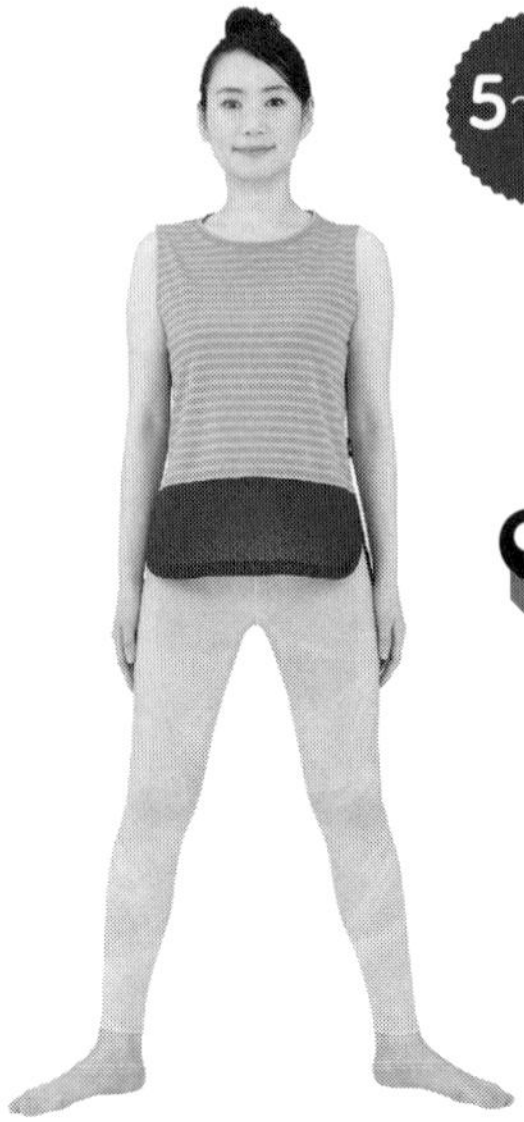

5~10秒

4 太ももの内側を伸ばしましょう

❶ ▶背筋を伸ばし、両足を開いて立ちます。
▶足をできるだけ大きく広げ、つま先を外に向けます。

ポイント!

両足は大きく開き、つま先はできるだけ外に向けるとより効果的ですが、体勢が不安定にならないように注意しましょう。

❷ ▶太ももの内側が伸びる感覚を5〜10秒感じたら、元の姿勢に戻ります。

5 足全体を伸ばしましょう

❶ ▶背筋を伸ばし、両足をそろえて立ちます。
▶そこから足をできるだけ大きく前後に広げ、うしろ足にやや体重をかけます。
▶重心が体の中央にあることを意識します。

❷ ▶足全体が伸びる感覚を意識し、5〜10秒維持したら、左右の足を入れ替えます。

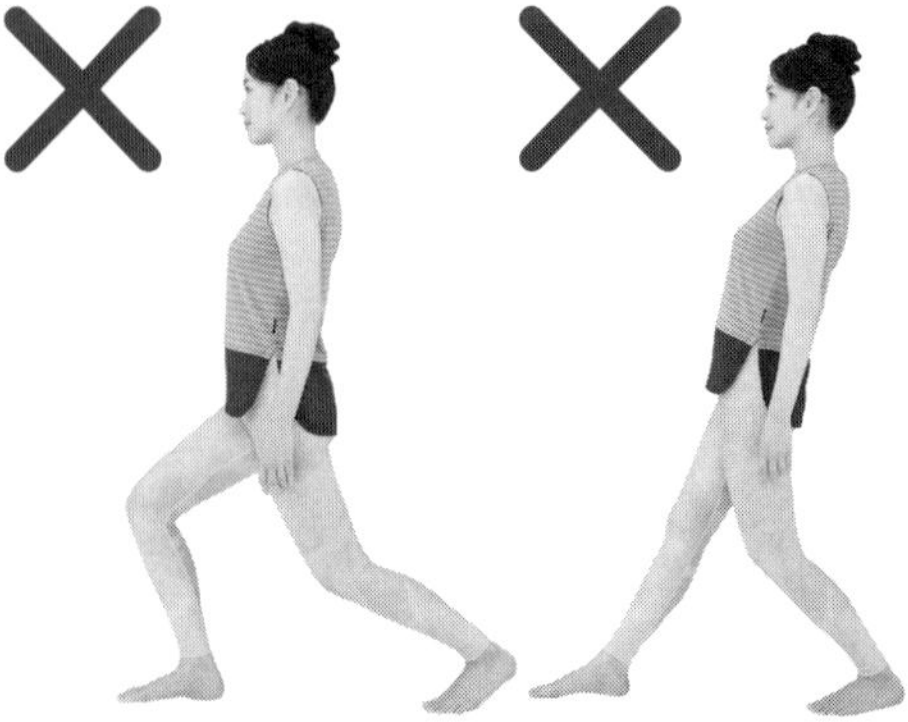

うしろのひざが曲がっていると、太ももへの刺激が弱まり、ひざに余計な負荷がかかってしまいます。体の中心に重心がくるようバランスをとり、体が揺れたり、倒れたりしないよう注意しましょう。

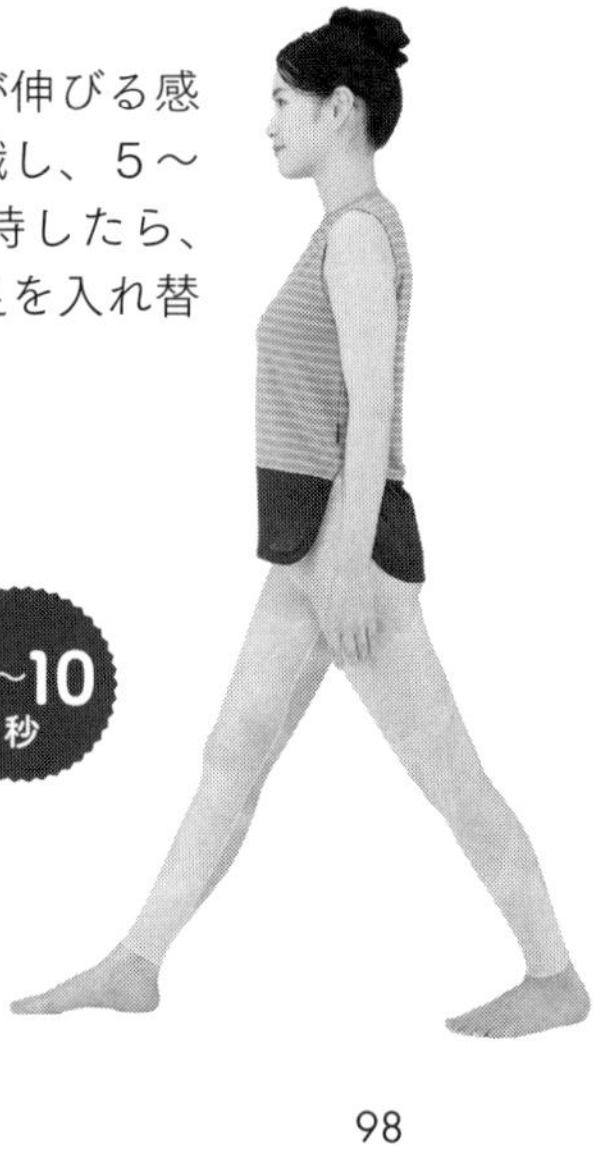

5~10秒

PART 5

ひざの痛みをやわらげる生活習慣

小さな行動の毎日の積み重ね

生活習慣もひざ痛の原因に?!

私たちは誰しも、痛みに悩まされることなく、毎日を健やかに過ごしたいと願っています。本書で紹介している「筋肉はがし」と「筋肉リセット」を、毎日少しずつ続けていただくことはもちろんですが、このパートでは日常生活を改めて振り返り、みなさんの生活習慣を見直していただきたいと思います。

というのも、日常生活の中で、これまで何気なく行なってきた習慣や動作が、知らず知らずのうちに「ひざの痛みのリスク」を高めていることがあるからです。

PART1で説明した通り、ひざの痛みを引き起こす原因はさまざまです。しかし、どのような原因でも、その前提として、「こんな生活習慣が、ひざの痛みを余計に悪化させる」「これを習慣化すればひざの痛みは軽減できる」というポイントが、いくつかあります。

食事・睡眠・姿勢などを見直してみましょう

本パートでは、生活習慣の中でも特に、食事、睡眠、ストレッチ、姿勢について、ひざの痛みの緩和・改善・予防に効果が期待できるコツを紹介します。どれも難しいことではありません。小さな行動の毎日の積み重ねが、ひざの痛みの緩和・改善・予防につながっていきます。

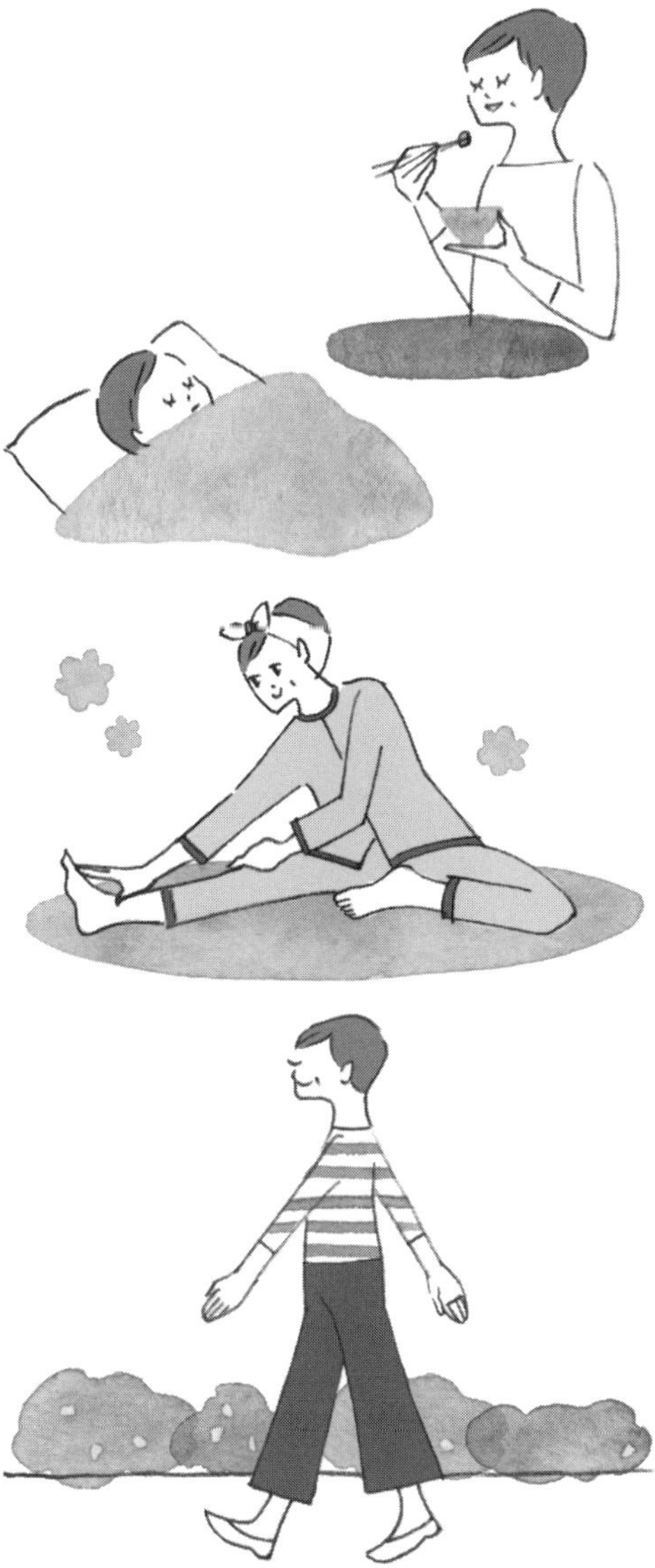

ひざの痛みをやわらげる「食事のコツ」

①塩分と油分を控える

塩分や油分の摂りすぎは、特に腎臓に悪い影響を及ぼします。腎臓は体内の老廃物や余分な水分を排出し、血液をきれいにする大切な臓器です。腎臓の機能が低下してしまうと、体内に老廃物が蓄積されていきます。

腎臓の状態は、ひざ関節の健康状態と無関係ではありません。溜まった老廃物によって、特に下半身全体の血流が悪化すれば、ひざとその周辺の筋肉の疲労や緊張を招き、痛みにつながってしまいます。

また、胴体の重心は、胴体前面の「屈筋」と背面の「伸筋」によってバランスが保たれていることは、先に説明した通りです。内臓の機能が低下すると、胴体前面の筋力が弱まり、ねこ背気味になります。胴体の重心が傾けば、ひざへの負担が、当然ながら増えていきます。

特に東洋医学は、「排泄《はいせつ》の医学」と言われています。体にとって不要なものである老廃物や毒素を排出しやすい体にすることが、もっとも重視されます。腎臓に負担をかけないよう、食生活には充分注意を払いましょう。

②たんぱく質の摂りすぎにも注意

特に肉類に多く含まれている動物性たんぱく質は、筋肉の原材料となる栄養素のひとつです。筋肉を衰えさせたくない、あるいは筋肉を増強したいという思いが強ければ、このたんぱく質を意識的にたくさん摂取しようと考えるかもしれません。しかし、実はたんぱく質を摂りすぎると、筋肉が硬くなってしまうとともに、腎臓にも負担がかかってしまいます。

人間には、大きく分けて「動脈」と「静脈」という血管があることも、先に説明した通りです。酸素と栄養素を全身に運ぶ動脈を流れる血液は、心臓の拍動、つまり心臓の「ポンプ機能」によって全身に押し出されています。

一方、静脈は、筋肉が動くことによる「ポンプ機能」によって、二酸化炭素や老廃物を含んだ血液を心臓や肺に戻しています。

ところが筋肉が硬くなると、特に静脈を流れる血液の循環が阻害され、それが全身の血液循環にも影響を与え、さまざまな不調や疾病を誘発してしまうと考えられています。

肉類の食べすぎに注意し、普段から軽めのストレッチなどを行なうことで、筋肉の柔軟性の向上・維持を図ることをおすすめします。

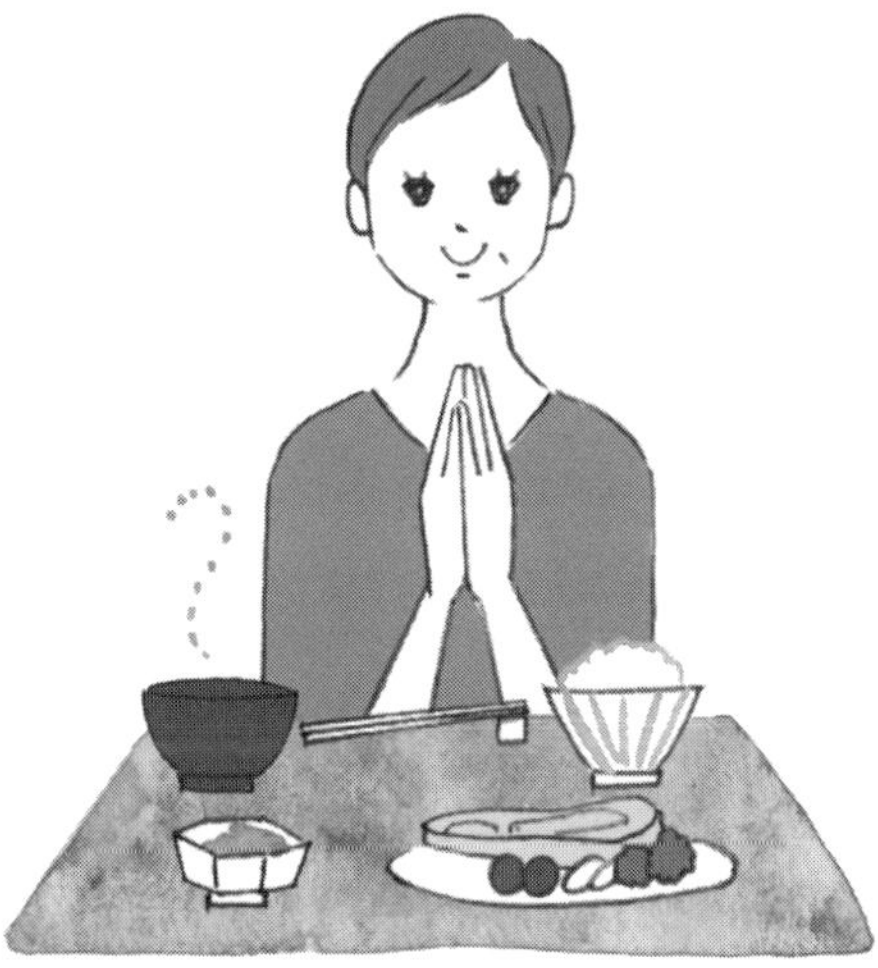

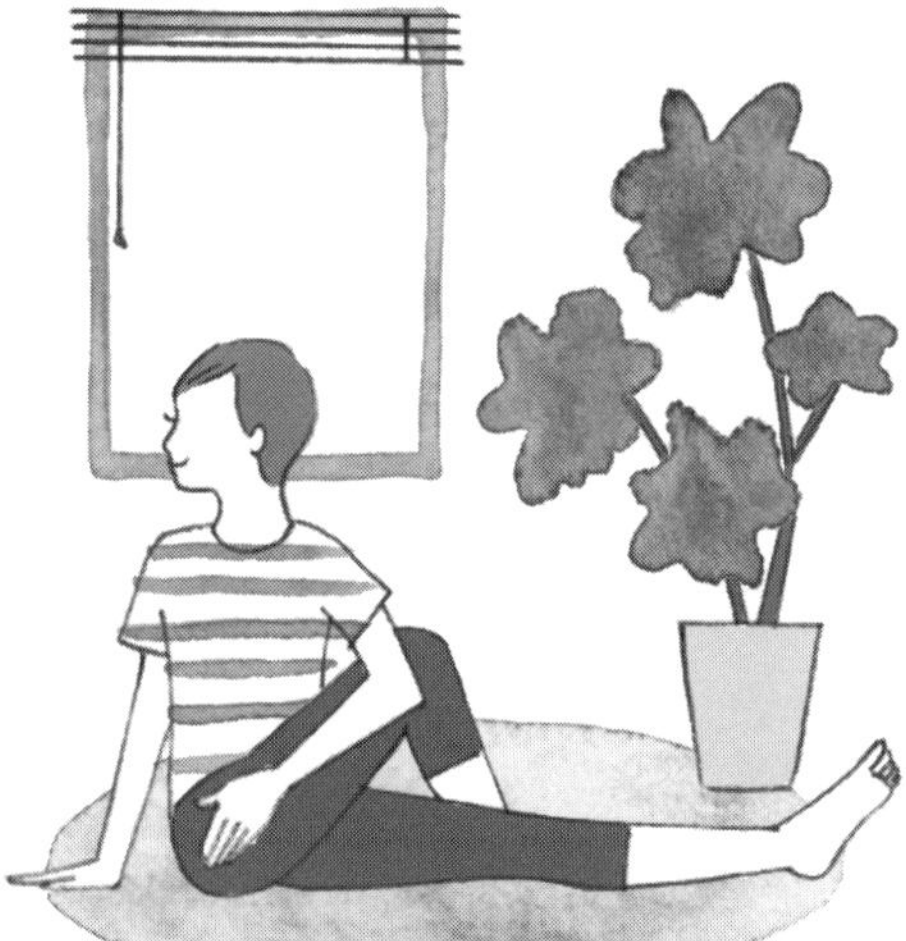

ひざの痛みをやわらげる「睡眠のコツ」

①眠る前にスマホを見ない

スマートフォン（スマホ）やタブレット、パソコンの画面からは、「ブルーライト」と呼ばれる強い光が出ていることは、みなさんご存じの通りです。

ブルーライトは、眼に悪い影響があるばかりでなく、睡眠ホルモンであるメラトニンの分泌を抑制する作用もあると言われています。また、ブルーライトの弊害以前に、スマホやタブレットで閲覧している内容に対して、いやがおうにも脳が覚醒してしまい、安眠が損なわれてしまうという考え方もあります。

いずれにせよ睡眠前にスマホなどを見ていると、必然的に眠りが浅くなり、充分な疲労回復が期待できません。それが原因で慢性的な疲労が蓄積すると、ひざの周辺にも悪い影響が出ることが考えられます。

質の良い睡眠を実現するためには、睡眠前のスマホチェックは控えてください。

②寝相を気にしない

睡眠の効果といえば、体や脳の疲労を取り除いて体力や機能を回復することが挙げられます。健全な睡眠によって得られるこの「自己回復機能」は〝セルフ整体〟と言っても過言ではなく、骨格や関節、筋肉の障害に対しても効果的です。

ところで、私たちは睡眠中に寝返りを打ちます。この寝返りには、骨格を正常な状態に戻す効果があると言われています。時にベッドや寝床から落ちそうになるほど寝相が悪く、動き回ってしまうのは、実は、寝返りによる自己回復機能を積極的に発動しているからだとも言われています。ですから特にひざに痛みがあるときなども、できるだけリラックスして、寝返りを打ちやすい環境で眠ることをおすすめします。ただし、体が沈み込むような柔らかい低反発ベッドの使用は、避けたほうがよいと思います。というのも、低反発ベッドは寝返りが打ちにくいので、骨格や関節、筋肉の不調を修復する自己回復機能を発揮しにくいと考えられるからです。

ひざの痛みに悩んでいる方は、ある程度の硬さのベッドや寝床で、自由に寝返りが打てる状態が望ましいと言えます。

③歯ぎしりに注意

睡眠中に「歯ぎしり」をしている方は、睡眠の改善が必要です。なぜなら、歯ぎしりをしているあいだ、全身の筋肉が緊張状態になっているからです。

歯ぎしりは、眠りが浅いときに起こりやすいと言われています。夜ふかしや睡眠前の過度の飲酒は、眠りを浅くします。また、先に説明した通り、就寝前のスマホやタブレットの閲覧も、眠りを浅くするので要注意です。

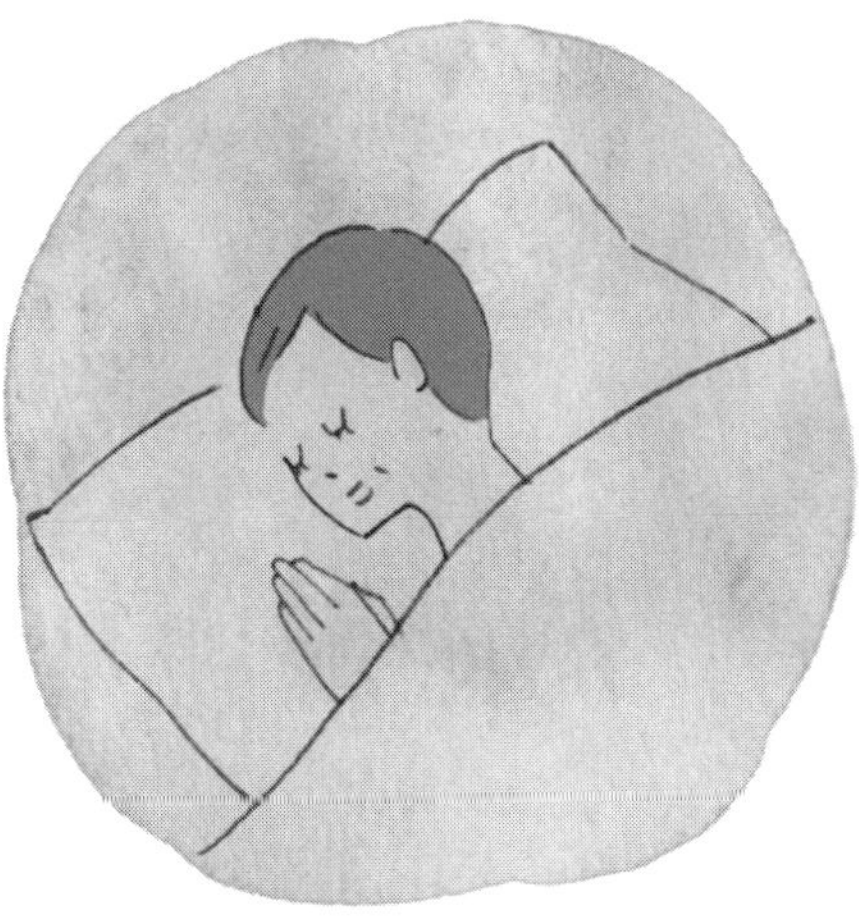

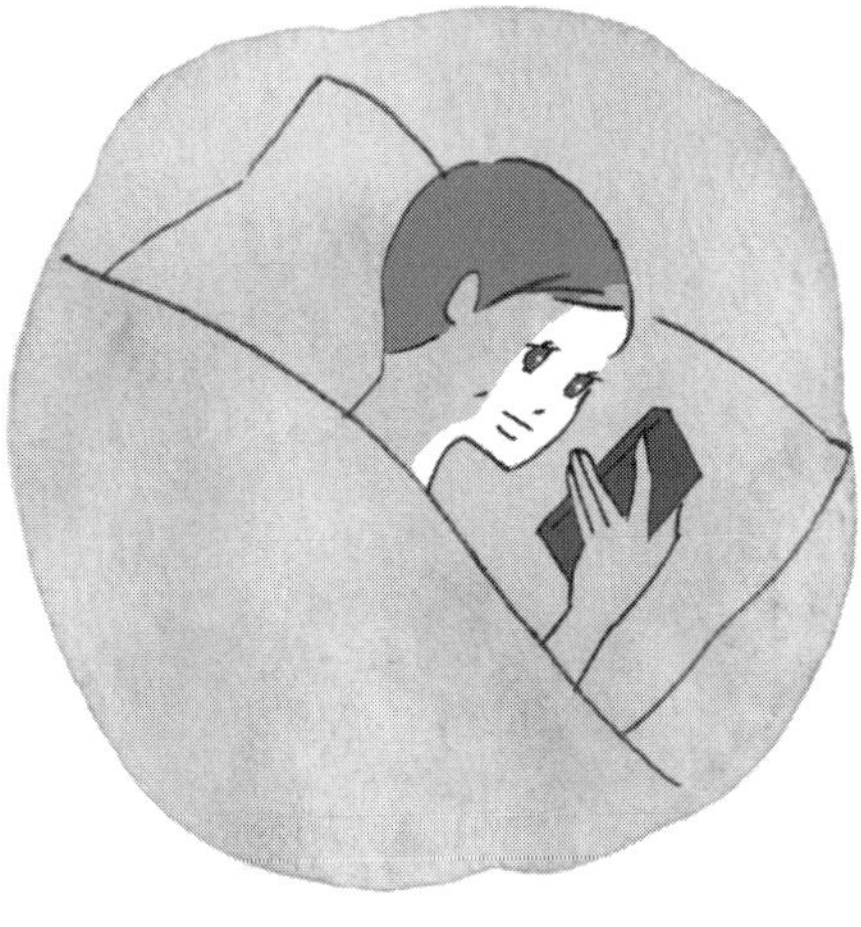

ひざの痛みをやわらげる「ストレッチのコツ」

お風呂上がりにストレッチ

ＰＡＲＴ４では、ひざの痛みの緩和・改善・予防の方法として、ひざ関節やひざ周辺にとどまらず、全身の筋肉をリセットするための方法を紹介しました。

このようなストレッチ効果の高い運動は、１日のうち、いつ行なってもいいのですが、より高い効果が得られるのは、やはりお風呂上がりです。

一般的に、お風呂上がりは全身の血行がよくなっているため、体の老廃物も流れやすくなり、それらがスムーズに排出されます。また、筋肉や関節もほぐれていて、体を動かしやすい状態にあります。

このタイミングで積極的にストレッチを行なえば、より効果的にひざの痛みも緩和・改善・予防できると考えられます。

おすすめストレッチ

1 背筋を伸ばし、足を閉じて立ちます。
2 片方の足を1歩半～2歩分前に出し、前のひざが直角（90度）程度になるまで体を落としていきます。

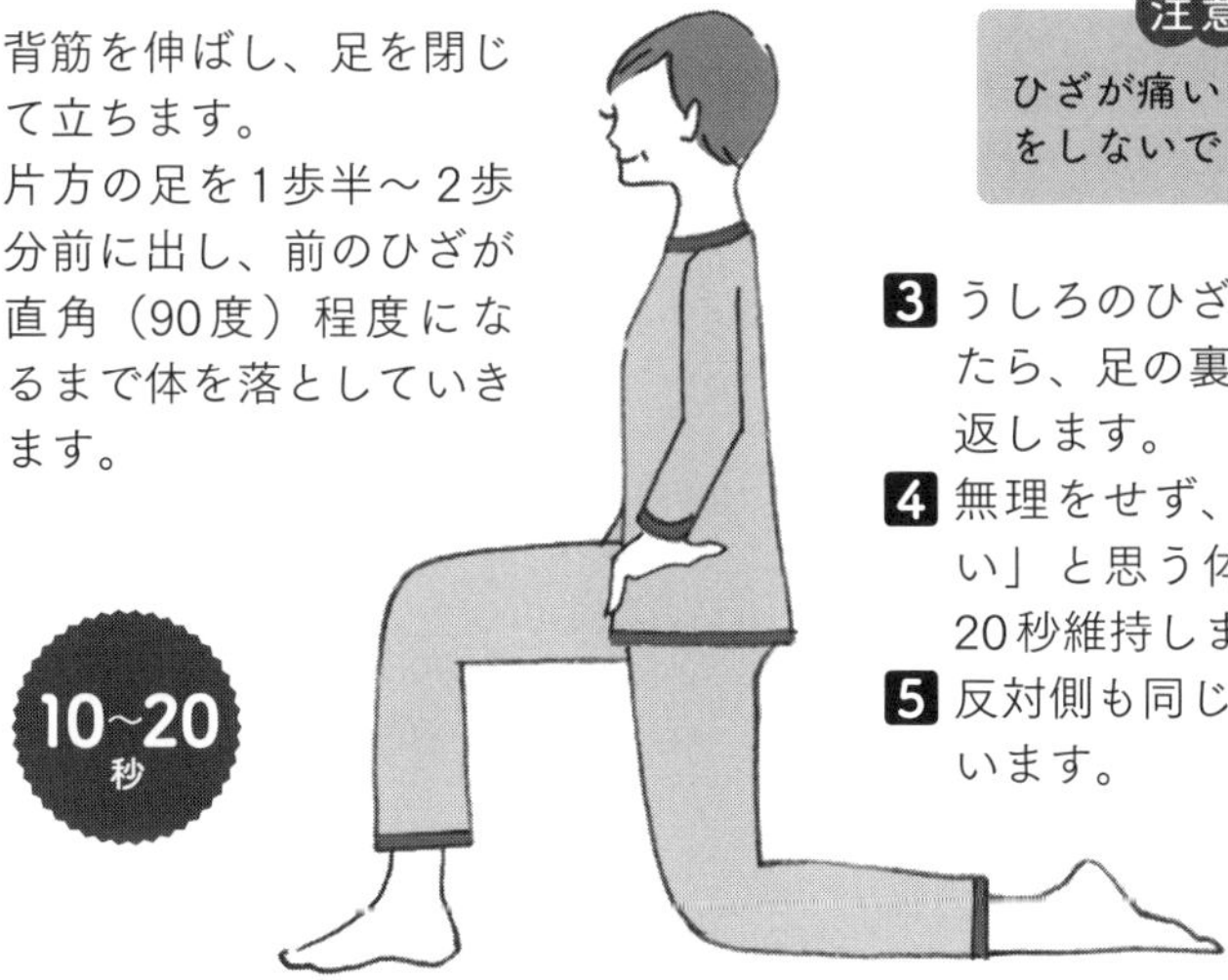

注意！
ひざが痛いときは無理をしないでください。

3 うしろのひざが床についたら、足の裏を上向きに返します。
4 無理をせず、「気持ちいい」と思う体勢を10～20秒維持します。
5 反対側も同じように行ないます。

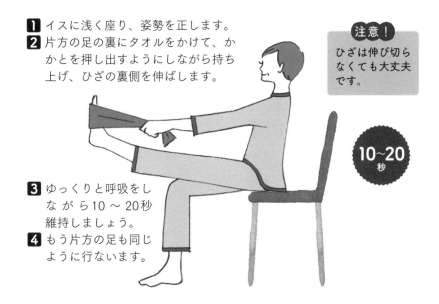

1 イスに浅く座り、姿勢を正します。
2 片方の足の裏にタオルをかけて、かかとを押し出すようにしながら持ち上げ、ひざの裏側を伸ばします。

注意！
ひざは伸び切らなくても大丈夫です。

3 ゆっくりと呼吸をしながら10～20秒維持しましょう。
4 もう片方の足も同じように行ないます。

ひざが痛い方の多くは、得てして体が硬くて姿勢も悪く、特にひざ関節やひざ周辺の筋肉が硬直している傾向があります。ほぐしたくてもひざ自体を曲げられなかったり、体も伸びにくかったりすることが多いと思います。しかし、お風呂上がりであれば、筋肉が比較的ほぐれていて体を動かしやすいので、入浴後のストレッチは、毎日の習慣にしてください。

なお、入浴自体には、少し注意が必要です。

というのも、ひざが痛いからと、お風呂で温めようとする方が多いのですが、それが必ずしも良い方法とは言えないからです。

お湯に浸かることで体が温まると血行がよくなるので、たしかにそのときは痛みがやわらいで気持ちがよいのですが、入浴後に、ひざが腫れたり、水が溜まったり、痛みがひどくなったりということがよくあります。

ひざの痛みの多くは、筋肉や靭帯《じんたい》の何らかの炎症が原因であることが多いのですが、温めることにより、症状を悪化させてしまうことがあるのです。

症状は人それぞれですので、みなさんにとっていちばん効果的な入浴の方法については、かかりつけ医や専門家に相談してください。

ひざの痛みをやわらげる「姿勢のコツ」

「正しい姿勢」をいつも意識しましょう

姿勢が悪いと、自律神経やホルモンのバランスにも乱れが生じると考えられています。というのも、特に、臓器などの活動を調整するために24時間働き続けている神経である自律神経は、背骨を通っているからです。姿勢がよければ自律神経への圧迫は軽減され、ホルモンバランスも安定します。眠れない、イライラするといった不調が快癒《かいゆ》するだけでなく、ひざの痛みの緩和・改善・予防にも効果が期待できます。

特にねこ背は筋肉がこわばって、疲労が溜まりやすくなります。筋肉のこわばりが自律神経を圧迫し、ひざの痛みやこりにつながります。

背筋を伸ばした「正しい姿勢」を取ろうといつも意識するだけで、腹筋や背筋に刺激が加わり、自然と姿勢がよくなります。さらに、腹筋や背筋が活性化すると、正しい姿勢を維持するのも楽になり、正しい姿勢がしっかりと身につきます。

〈著者紹介〉

福辻鋭記（ふくつじ・としき）

アスカ鍼灸治療院院長。日中治療医学研究会会員。日本東方医学会会員。日本大学芸術学部卒業後、東洋鍼灸専門学校で学び鍼灸師となる。東洋医学と美容を融合した「美容鍼灸」の第一人者。
著書・監修書に『体が整うツボの解剖図鑑』（エクスナレッジ）、『腰・ひざ・首・肩が痛いなら まずはねこ背を治しなさい』（KADOKAWA）、『究極の骨盤リセット・ストレッチ』（日本文芸社）など多数。

〈監修者紹介〉

市橋研一（いちはし・けんいち）

市橋クリニック院長。日本整形外科学会専門医。関西医科大学卒業後、神戸大学整形外科学教室に入局。その後、公文病院整形外科、適寿リハビリテーション病院診療部長、市橋クリニック副院長を経て2000年より現職。2010年より自身が開発した「ひざ軟骨再生療法」により変形性ひざ関節症やスポーツ外傷に悩む人たちのひざ機能回復に効果を上げている。2014年より韓国の八体質医学を導入し、腸内細菌活性化をテーマに体質食の指導を続けている。
著書に『こむら返りは食事で治せる！』『オクラ水で血流がよくなる！痛みが消える！』（以上、マキノ出版）がある。
http://daichikai.or.jp/ichihashi/

つらいひざの痛みをやわらげる 1日1分！ 筋肉はがし

2020年7月10日　第1版第1刷発行
2022年4月6日　第1版第4刷発行

著　者　福辻鋭記
監修者　市橋研一
発行者　村上雅基
発行所　株式会社PHP研究所
京都本部　〒601-8411　京都市南区西九条北ノ内町11
〔内容のお問い合わせは〕教育出版部 ☎075-681-8732
〔購入のお問い合わせは〕普及グループ ☎075-681-8818
印刷所　図書印刷株式会社

ISBN978-4-569-84649-1